W0173880

DIE PLANDEMIE

1. Auflage Oktober 2020
2. Auflage Januar 2021
3. Auflage Januar 2022

Copyright © 2020 by Bruce Fife

Titel der amerikanischen Originalausgabe: *Plandemic – Exposing the Greed, Corruption, and Fraud Behind the COVID-19 Pandemic / by Dr. Bruce Fife*

Copyright © 2020, 2021, 2022 für die deutschsprachige Ausgabe bei Kopp Verlag, Bertha-Benz-Straße 10, D-72108 Rottenburg

Alle Rechte vorbehalten.

Übersetzung aus dem Amerikanischen: Peter Hiess
Umschlaggestaltung: Stefanie Beth
Satz und Layout: Gabriele Karas, kh Grafik Design, Wien

ISBN: 978-3-86445-784-5

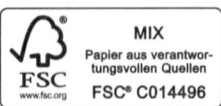

Gerne senden wir Ihnen unser Verlagsverzeichnis.
Kopp Verlag
Bertha-Benz-Straße 10
D-72108 Rottenburg
E-Mail: info@kopp-verlag.de
Tel.: (0 74 72) 98 06-10
Fax: (0 74 72) 98 06-11

Unser Buchprogramm finden Sie auch im Internet unter:
www.kopp-verlag.de

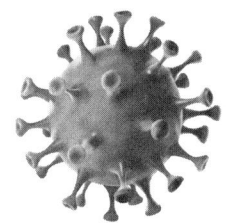

Bruce Fife

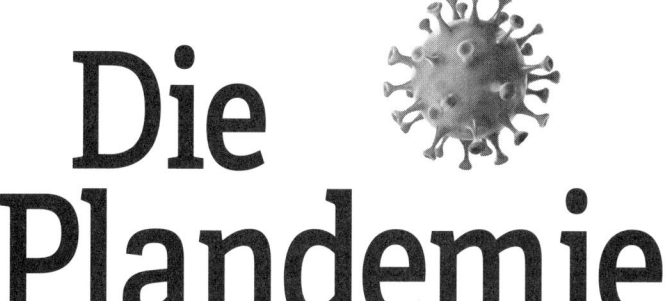

Die Plandemie

Profitstreben, Korruption und Täuschung
hinter der COVID-19-Pandemie

Übersetzung aus dem Amerikanischen
von Peter Hiess

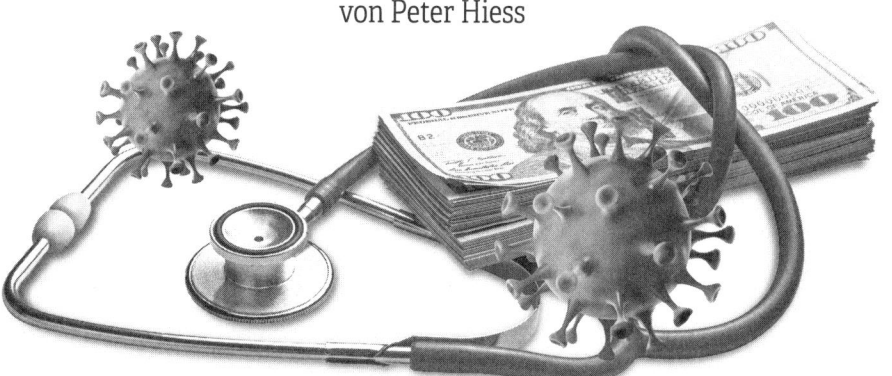

KOPP VERLAG

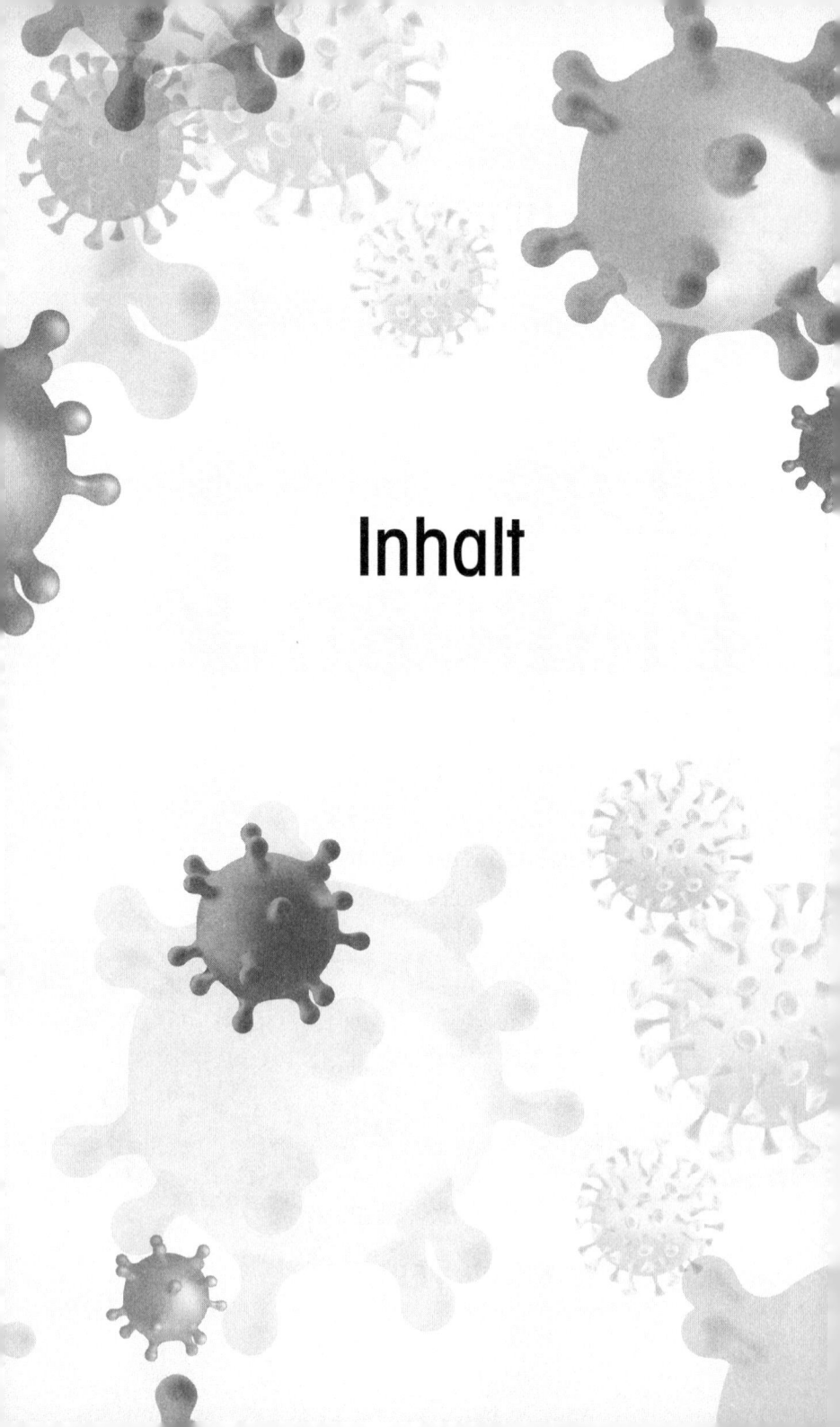

Inhalt

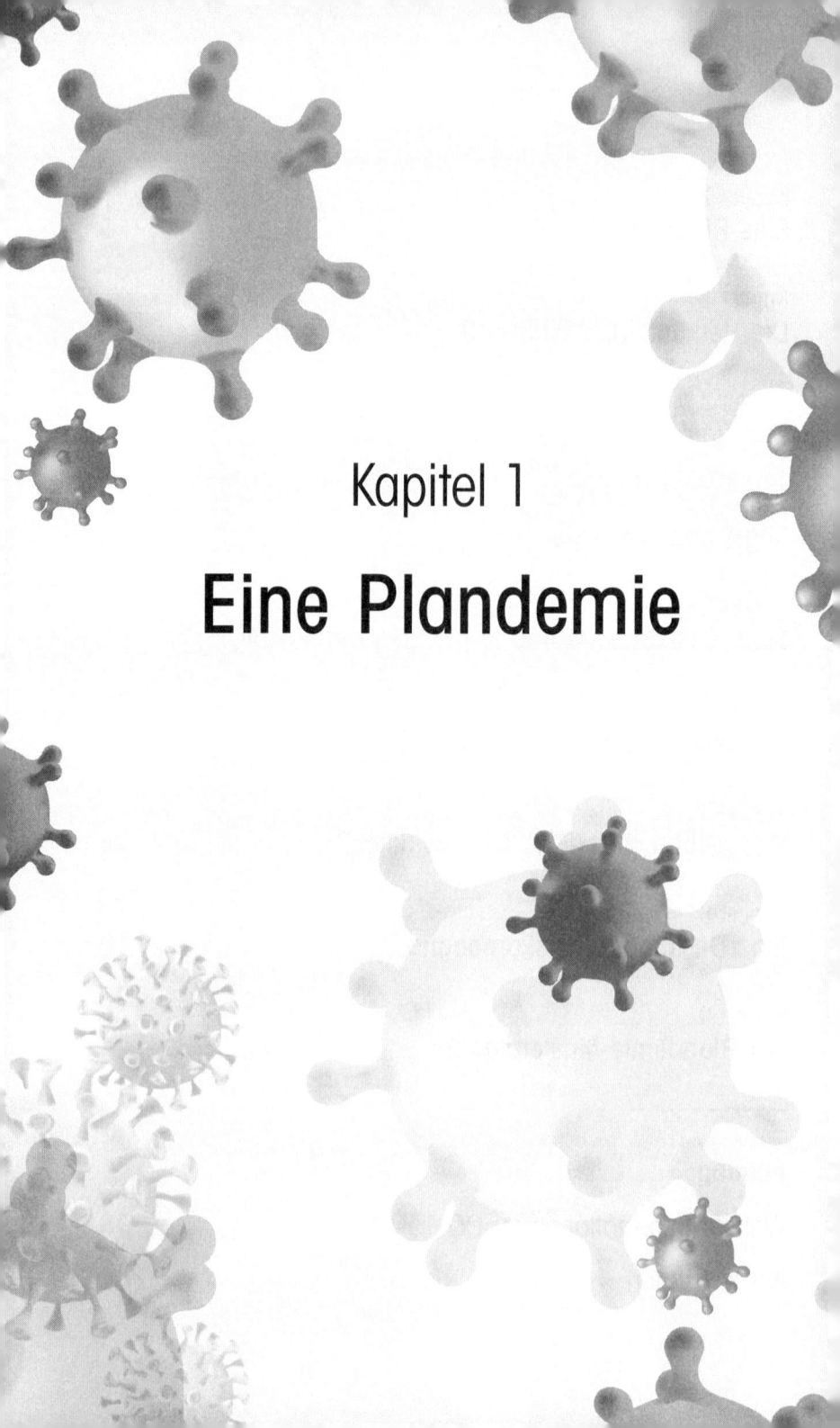

Kapitel 1

Eine Plandemie

Bei der COVID-19-Pandemie handelt es sich nicht wie bei früheren Pandemien um einen natürlichen Krankheitsausbruch, sondern um ein sorgfältig inszeniertes und geplantes Ereignis – eine Plandemie. Ihr Zweck besteht darin, einigen wenigen Organisationen und Unternehmen globale Kontrolle, Macht und Wohlstand zu bringen.

Mit ihren Machenschaften und Korruptionsvergehen erinnert die Story hinter der COVID-19-Pandemie an das Drehbuch eines spannenden Hollywood-Thrillers. Nur ist diese Geschichte leider wahr.

Für Menschen mit einem unerschütterlichen Vertrauen in die Ehrlichkeit und Integrität von Staatsbeamten, Pharmafirmen und Gesundheitsbehörden wird sie vielleicht schwer zu glauben sein. Wer sich aber je damit auseinandergesetzt hat, wie korrumpiert staatliche Behörden und Unternehmen in Bezug auf Gesundheit und persönliche Entscheidungsfreiheit ohnehin schon sind, dem wird auch diese Geschichte einleuchten.

Alles, was in diesem Buch dargelegt wird, ist die reine Wahrheit. Sämtliche Aussagen sind mit Quellenangaben versehen, damit der Leser selbst überprüfen kann, dass es sich nicht um Theorien und Erfindungen des Autors handelt.

Die im vorliegenden Werk enthaltenen Informationen sind deshalb so wichtig, weil unsere gesundheitliche Freiheit auf dem Spiel steht. Mit Lügen sollen wir dazu gebracht werden, freiwillig auf unsere Rechte zu verzichten und unsere Entscheidungsfreiheit aufzugeben. Statt selbst fundierte Entscheidungen über unsere Gesundheit und die Gesundheit unserer Familien zu treffen, werden wir aufgefordert oder sogar gezwungen, solche Entscheidungen ein paar auserwählten Machthabern und Autoritätspersonen zu überlassen, obwohl diese moralisch fragwürdige Motive haben, in erster Linie ihre eigenen Interessen verfolgen und kaum Rücksicht auf uns nehmen.

Der Zweck dieses Buches ist es, die Wahrheit hinter der COVID-19-Plandemie aufzudecken, damit Sie sich die Faktenlage bewusst machen können und sich Ihre Freiheiten nicht widerspruchslos nehmen lassen. Die Informationen auf den folgenden Seiten sollen Sie in die Lage versetzen, selbst sachkundige Entscheidungen über Ihre Gesundheit und Ihr Wohlergehen zu treffen.

Das Abflachen der Kurve

Im Gegensatz zu dem von Massenmedien und Gesundheitsbehörden propagierten Narrativ begann die COVID-19-Pandemie nicht im Dezember 2019 in der chinesischen Stadt Wuhan, sondern bereits Jahre zuvor in diversen Vorstandsetagen auf der ganzen Welt. Beteiligt daran waren ein paar der reichsten Geschäftsmänner und -frauen unseres Planeten, die jeden Schritt der Pandemie bis ins kleinste Detail planten und durchdachten. Das ging von der Auswahl des Krankheitserregers (SARS-CoV-2) über die Art und Weise seiner Freisetzung bis hin zu den Methoden, die Öffentlichkeit möglichst wirksam in Furcht und Schrecken zu versetzen. Die einzelnen Schritte, mit denen die Plandemie durchgeführt werden sollte, dienten ausschließlich dem Zweck, uns durch ein Höchstmaß an Angst verwundbarer zu machen – und das unter dem Deckmantel der Prävention beziehungsweise, wie sie es nannten, um »die Kurve abzuflachen«.

Noch nie zuvor haben Regierungen weltweit ihre Länder stillgelegt, ihre Bürger zu Hause isoliert und daran gehindert, arbeiten zu gehen und ihren Lebensunterhalt zu verdienen. Und wozu? Einfach nur, um »die Kurve abzuflachen«. Unzählige Male haben wir diese Phrase gehört, doch was bedeutet das? Die meisten unter uns glauben, damit sei eine Methode gemeint, mit der man die Ausbreitung des Virus eindämmt, sodass sich weniger Menschen anstecken, doch das ist absolut falsch. Es geht nicht darum, die Anzahl der Infizierten zu verringern, sondern die Ausbreitung der Krankheit auszudehnen oder zu verlangsamen und damit zu verhindern, dass zu viele Menschen gleichzeitig erkranken. Wären Sie ohne diese Maßnahmen krank geworden, dann kann dieser Fall immer noch irgendwann eintreffen; Ihr Risiko, an der Viruserkrankung zu sterben, bleibt unverändert, ob Sie sich nun an die neuen Vorschriften halten oder nicht. Mit den Maßnahmen zum Abflachen der Kurve wird nur die Dauer des Krankheitsausbruchs verlängert, nicht aber generell verhindert, dass Sie krank werden. Auch soll damit kein Leben gerettet, sondern nur dafür gesorgt werden, dass Krankenhäuser und medizinisches Personal nicht durch einen starken Anstieg der Krankheitsfälle innerhalb eines kurzen Zeitraums überlastet werden.

Social Distancing, das Tragen von Masken, die Schließung von Geschäften, Parks, Sportstätten und Kirchen sowie das Bestehen auf völlig übertriebenen staatlich verordneten Hygienemaßnahmen haben einzig und allein den Zweck, die Kurve abzuflachen, sie dienen nicht dazu, zu verhindern, dass jemand krank wird oder an der Erkrankung stirbt. Die Vorstellung, dass ein Abflachen der Kurve Leben retten könnte, ist bloß ein Mythos, den Regierungsbeamte und Vertreter der Gesundheitsbehörden in die Welt gesetzt haben und jetzt aufrechterhalten, damit sich der einfache Bürger an ihre verrückten Maßnahmen hält. Weder verringern diese Maßnahmen die Infektions- und Sterblichkeitsrate, noch verhindern sie Sterbefälle, sie verzögern nur den Eintritt des Todes um ein paar Tage, Wochen oder Monate.

Dieses Virus ist hochansteckend und verbreitet sich flächendeckend. Man kann sich nicht vor ihm verstecken, es findet einen überall. Wenn Sie zu den Menschen gehören, die dafür anfällig sind, werden Sie irgendwann daran erkranken, auch wenn Sie sämtliche Social-Distancing-Maßnahmen eingehalten haben. Dies ist eine unumstößliche Tatsache. Welche Schritte auch immer wir unternommen haben, um eine Ansteckung zu verhindern, sie schützen uns nicht vor einer Infektion. Die COVID-19-Pandemie wird unabhängig von unseren Maßnahmen ihren Verlauf nehmen. Und wenn sie das einmal getan und alle Menschen infiziert wurden, die für die Krankheit anfällig sind, wird das Virus höchstwahrscheinlich von

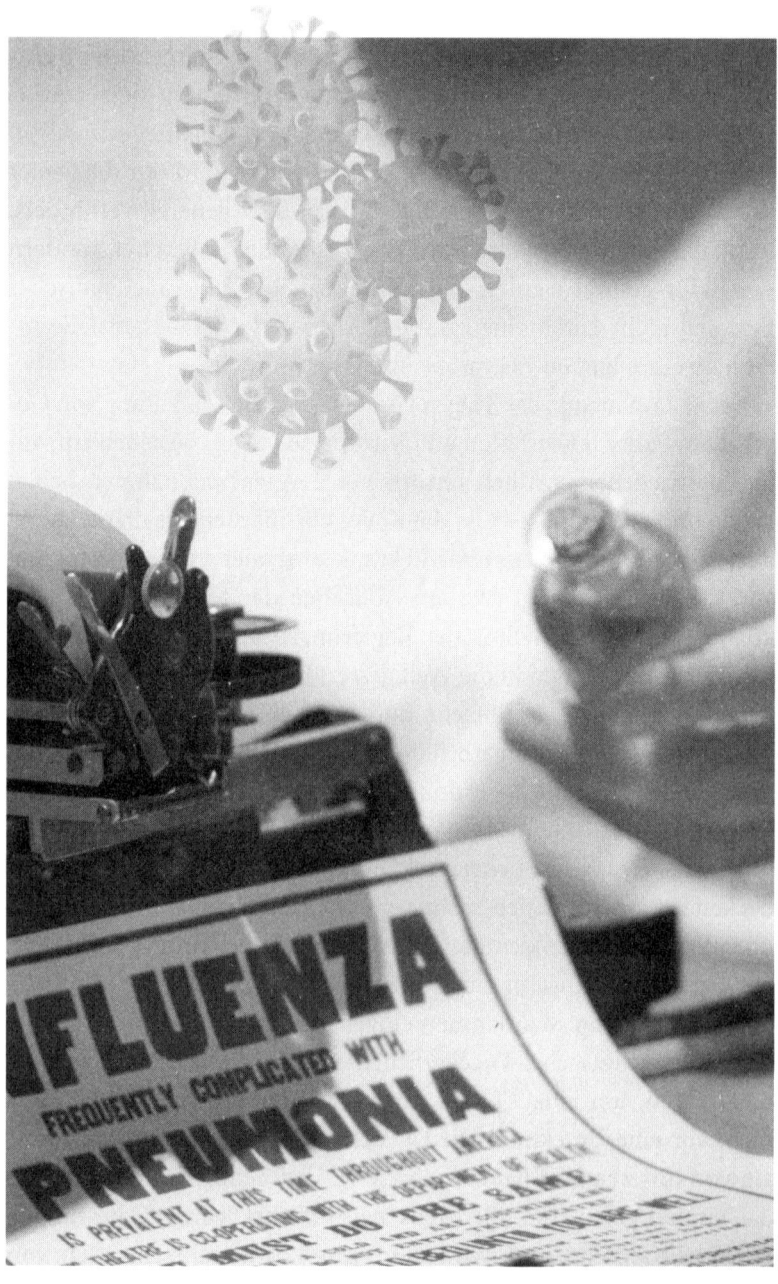

selbst aussterben. So ist es auch bei anderen Pandemien geschehen, beispielsweise der Spanischen Grippe. Die Influenza-Pandemie des Jahres 1918 ist der tödlichste Ausbruch einer Virenerkrankung der gesamten überlieferten Menschheitsgeschichte gewesen. Doch auch sie hatte ihren Verlauf und verschwand dann – und was für sie galt, gilt für andere Viren ebenso. Wir können dieses neue Virus also nicht aufhalten.

Man muss sich das einmal überlegen: Entgegen der landläufigen Meinung werden die Maßnahmen, die wir ergriffen haben, kein einziges Leben retten. Was auch immer man uns über die Rettung von Menschenleben erzählt, ist eine Lüge, die uns dazu zwingen soll, die Social-Distancing-Regeln einzuhalten. Man diffamiert und verfolgt die Leute, die noch selbstständig denken können und sich dafür entscheiden, die sinnlosen neuen Vorschriften nicht einzuhalten. Aber das ändert nichts an der Tatsache, dass Social Distancing weder Leben rettet noch die Ausbreitung des Virus verhindert.

Der einzig mögliche Nutzen der Maßnahmen besteht darin, die Infektion bei einigen Menschen möglicherweise lange genug hinauszuzögern, damit ein Impfstoff entwickelt und für jeden Erdbewohner produziert werden kann. Das ist das eigentliche Ziel. Bis ein wirksamer Impfstoff entwickelt und allgemein verfügbar sein wird, werden jedoch die meisten Menschen, die sich ohnehin mit der Krankheit anstecken würden, bereits infiziert sein.

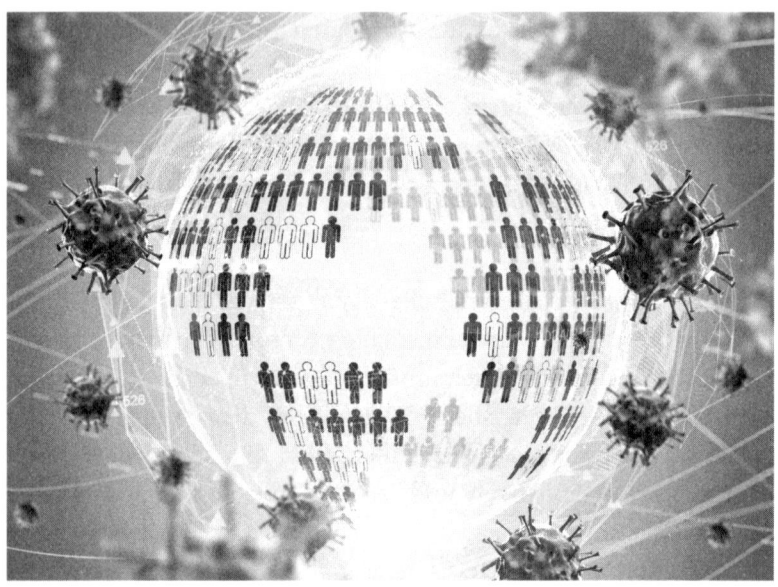

Ein neuartiges Virus

Damit die Plandemie funktioniert, musste sie durch ein »neuartiges« oder neues Virus verursacht werden, gegen das niemand immun war, denn dann wäre jeder von uns potenziell dafür anfällig, und das Virus könnte Millionen Menschen auf der ganzen Welt infizieren. Doch stößt man nicht alle Tage auf neue menschliche Viren, die hochansteckend und potenziell tödlich sind. Eine andere Möglichkeit bestünde darin, auf ein Virus zurückzugreifen, das in den vergangenen Jahren bereits eine globale Panik ausgelöst hat, dann aber von selbst ausgestorben ist – zum Beispiel den Verursacher der Spanischen Grippe von 1918 oder der Asiatischen Grippe von 1957/1958. Es müsste ein Virus sein, das sich vor so langer Zeit ausgebreitet hat, dass die meisten Menschen heute keine Immunität mehr dagegen haben. Dieses Virus müsste dann »versehentlich« einem Forschungslabor entkommen sein. Genau das könnte aber zu Feindseligkeit gegenüber einer

Virusforschung führen, die mit bekannten hochpathogenen Erregern arbeitet, die zu wissenschaftlichen Zwecken aufbewahrt werden.

Mithin wäre es geschickter, ein völlig neues Virus zu finden, zu dessen Bekämpfung es noch keine Virostatika oder Impfungen gibt. Ein solcher Krankheitserreger würde die Entwicklung neuer und kostspieliger Medikamente erforderlich machen. Für Arzneimittelhersteller und deren Aktionäre wäre dies ein schneller Weg zu gewaltigem Reichtum. Dieses Virus könnte beispielsweise durch genetische Mutationen entstehen, die ein tödliches Tiervirus auf den Menschen überspringen lassen. Forschung an solchen Erregern wird auf der ganzen Welt betrieben, also wäre es relativ einfach, ein geeignetes Virus zu finden und dieses heimlich freizusetzen. Die folgende Krankheitswelle würde dann wie das Ergebnis eines natürlichen Prozesses der Übertragung vom Tier auf den Menschen aussehen – eines Prozesses, von dem man weiß, dass er vorkommt. Und niemand würde etwas davon merken.

Der perfekte Kandidat dafür war das Coronavirus SARS (SARS-CoV). Es war für den SARS-Ausbruch der Jahre 2002 und 2003 verantwortlich gewesen, der eine Menge Todesopfer gefordert hatte, woraufhin mehrere Laboratorien in aller Welt es erforscht hatten; manche wollten auch herausfinden, wie man es noch ansteckender und tödlicher machen konnte. Ein solches Virus wäre ideal für eine Pandemie. Das Ergebnis dieser Überlegungen und Machenschaften war das neuartige SARS-CoV-2-Virus, der Verursacher von COVID-19.

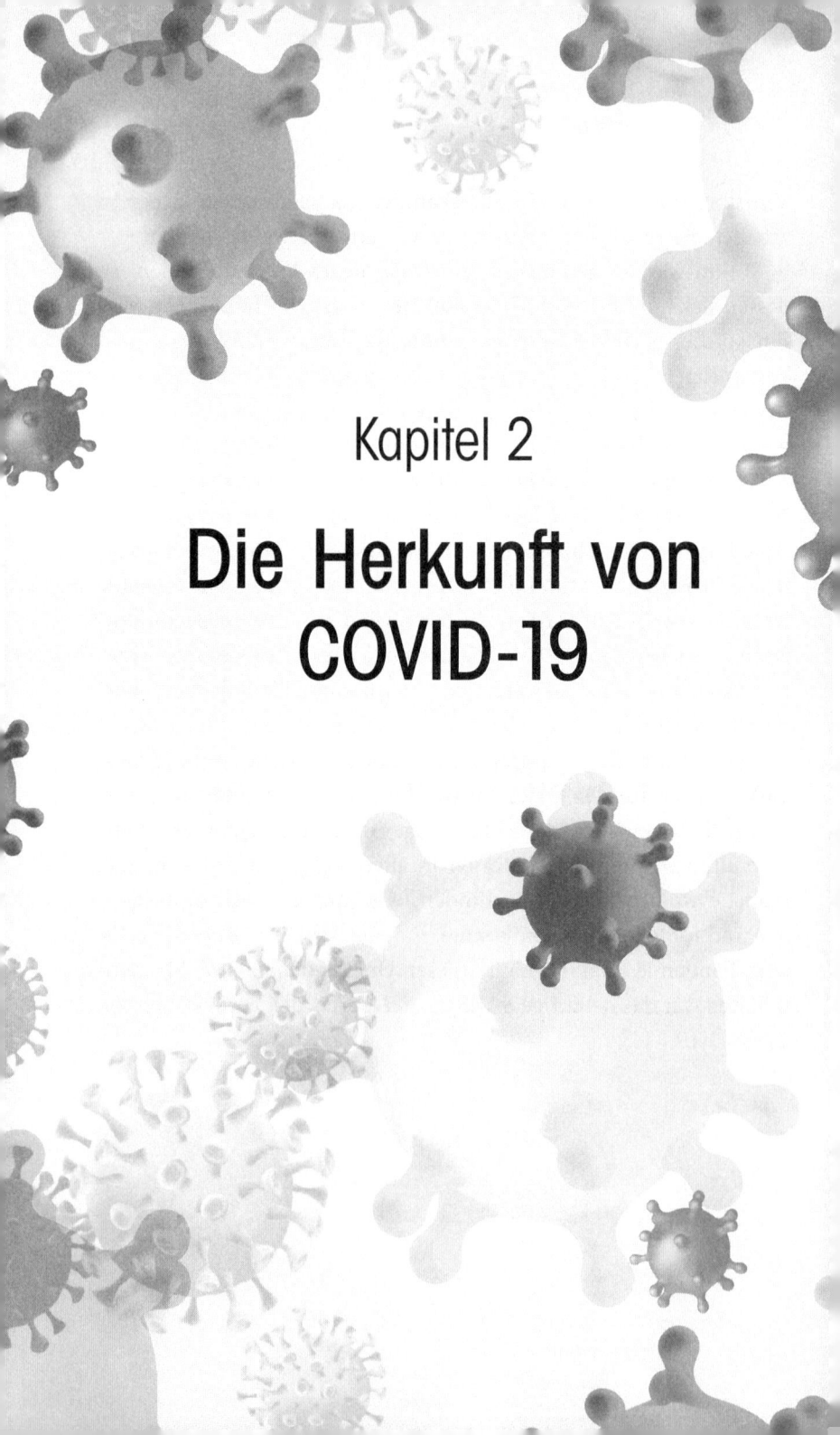

Kapitel 2

Die Herkunft von COVID-19

Das erste Auftreten einer neuartigen Krankheit

Anfang Dezember 2019 standen Ärzte und Krankenschwestern im chinesischen Wuhan vor einem rätselhaften Phänomen. Sie hatten es mit einer Gruppe von Patienten zu tun, die Symptome einer viralen Lungenentzündung aufwiesen, aber nicht auf die üblichen Behandlungen ansprachen. Am 20. Dezember gab es bereits sechzig Patienten mit der mysteriösen Erkrankung. Die Symptome ähnelten denen von SARS, einer potenziell tödlichen Atemwegserkrankung, die durch ein Coronavirus verursacht wird. Die Ärzte waren besorgt, weil auch SARS seinen Ursprung in China gehabt und 2002 einen größeren Ausbruch verursacht hatte. Das Virus hatte sich in zahlreiche Länder ausgebreitet und Hunderte Menschen getötet. Die Mediziner fürchteten, Zeuge eines neuerlichen SARS-Ausbruchs zu werden.

Am 24. Dezember schickten die Ärzte Proben zur Analyse ein. 2 Tage später lagen die Ergebnisse vor, die zeigten, dass es sich nicht um SARS handelte, sondern um ein neues Coronavirus, das SARS ähnelte. Der Bericht wurde auch an die chinesischen Gesundheitsbehörden in Peking weitergereicht. Die Regierung des Landes hielt ihn jedoch unter Verschluss und hoffte, die Krankheit eindämmen zu können, bevor sie öffentlich bekannt wurde. Ihr unsachgemäßer Umgang mit der SARS-Epidemie von 2002 war den Chinesen immer noch peinlich, und sie wollten keine Wiederholung dieser Affäre. Die Behörden stellten Geheimhaltung und Zensur über eine offene Konfrontation mit der heraufziehenden Krise, denn sie wollten eine Beunruhigung der Öffentlichkeit und weitere politische Peinlichkeiten um jeden Preis vermeiden. Bis zum 30. Dezember waren mindestens 266 Personen infiziert. Dennoch sprach man nach wie vor keine Warnung vor der bevorstehenden Pandemie aus.

Dr. Li Wenliang machte sich Sorgen, es könne sich um den Beginn eines neuen SARS-Ausbruchs handeln, und warnte Medizinerkollegen in einer privaten WeChat-Gruppe. Er berichtete über sieben

Patienten, die am Huanan-Großhandelsmarkt für Fische und Meeresfrüchte in Wuhan gearbeitet hatten und sich jetzt in der Notaufnahme des Krankenhauses befanden. Die Erstdiagnose lautete auf SARS. Obwohl Wenliang die Kollegen, denen er seine Informationen mitteilte, um Diskretion gebeten hatte, verbreiteten sich die Gerüchte über einen tödlichen SARS-Ausbruch in den sozialen Medien Chinas rasch.

Die SARS-Epidemie von 2002 soll ihren Anfang damit genommen haben, dass ein Coronavirus von Fledermäusen auf Larvenroller übersprang. Diese in Asien verbreitete Schleichkatzenart darf in China gezüchtet, auf Märkten verkauft und verzehrt werden. Entsprechend nahm man an, dass das neue Coronavirus einen ähnlichen Weg genommen hatte und möglicherweise von Lebensmitteln oder Tieren stammte, die auf dem Huanan-Markt verkauft wurden.

Am 1. Januar 2020 schlossen Polizeibeamte und Vertreter der Gesundheitsbehörden diesen Markt. In einer offiziellen Erklärung der Marktüberwachungsverwaltung hieß es, der Markt werde im Zusammenhang mit dem Ausbruch von Lungenentzündungen einer Sanierung der Umwelt- und Hygienebedingungen unterzogen. Am Morgen desselben Tages tauchten Arbeiter in Chemikalienschutzanzügen auf, wuschen die Marktstände und versprühten Desinfektionsmittel. Dies war die erste sichtbare Maßnahme der chinesischen Regierung, die Krankheit einzudämmen. Doch weder wurde eine Warnung an die Bürger von Wuhan herausgegeben, noch wurden die Weltgesundheitsorganisation WHO und andere Gesundheitsbehörden benachrichtigt.

9 Tage nach Schließung des Markts wurde ein älterer Mann, der regelmäßig dort eingekauft hatte, zum ersten Todesopfer der neuen Krankheit. Im Gegensatz zu den Personen, die bereits davon genesen waren, litt er, als er mit hohem Fieber und Atemnot ins Krankenhaus Wuhan Puren eingeliefert wurde, an einer chronischen Lebererkrankung und einem Unterleibstumor.

Als Dr. Lis Warnung an seine Kollegen im Internet so häufig geteilt worden war, dass sie breitere Aufmerksamkeit erlangte, lud ihn die Aufsichtsabteilung seines Krankenhauses vor, rügte ihn und beschuldigte ihn der Weitergabe von Informationen. Am 3. Januar 2020 verhörten Polizeibeamte des Amts für öffentliche Sicherheit in Wuhan Dr. Li und nötigten ihn dazu, ein Geständnis zu unterschreiben, in dem er erklären sollte, dass die von ihm verbreiteten Informationen unwahr seien und »illegales Verhalten« darstellten; sollte er sich weiter zu diesem Thema äußern, drohe ihm Strafverfolgung. Li kehrte zu seiner Arbeit im Krankenhaus zurück, steckte sich später bei einem infizierten Patienten mit der Krankheit an und verstarb. Da die Behörden aber weiterhin tatenlos blieben, schlugen nun auch andere Ärzte Alarm. Auch sie wurden offiziell gerügt und wegen der »Verbreitung von Gerüchten« mit einem Schweigegebot belegt.

Dennoch verbreitete sich die Nachricht von dem Krankheitsausbruch. Chinesische Behördenvertreter beharrten darauf, diese Erkrankung sei nicht durch menschlichen Kontakt übertragbar und der Ausbruch in wenigen Tagen vorbei, und die WHO-Erklärungen dieser Tage schlossen sich den beruhigenden Worten der Chinesen an. WHO-Generaldirektor Tedros Adhanom Ghebreyesus lobte die chinesische Regierung sogar für ihren Umgang mit der Situation und versicherte der Welt, dass alles getan würde, um den Krankheitsausbruch einzudämmen. Es gebe wirklich keinen Grund zur Sorge.

Die anfängliche Leugnung der Epidemie durch die chinesische Regierung sowie die Untätigkeit der WHO ermöglichten die Ausbreitung des Virus in andere Landesteile Chinas und benachbarte Länder. Am 13. Januar 2020 wurde der erste Fall außerhalb Chinas in Thailand gemeldet. Bis zum 30. Januar gab es weltweit insgesamt 7818 bestätigte Fälle, der überwiegende Teil aus China, doch wurden bereits 82 Fälle aus anderen Ländern gemeldet, namentlich in Nordamerika und Europa. Nachdem der erste Todesfall innerhalb Chinas am 9. Januar 2020 in Wuhan bestätigt worden war, verzeichnete man den ersten COVID-19-Toten außerhalb Chinas am 1. Februar auf den Philippinen; über Asien hinaus wurde erst am 14. Februar in Frankreich ein Todesfall gemeldet. Die Geschwindigkeit, mit der sich das Virus verbreitete, deutete darauf hin, dass es hochansteckend war. Am 11. März erklärte die WHO die Krankheit offiziell zu einer weltweiten Pandemie. Daraufhin wurden binnen weniger Tage in vielen Ländern Nordamerikas, Europas und anderer Weltgegenden der nationale Notstand ausgerufen.

Das neue Coronavirus

Das neue Virus gehört zu einer Familie von Coronaviren, die in den vergangenen 18 Jahren zwei größere länderübergreifende Epidemien verursacht haben. Es ist eng mit einem älteren Coronavirus namens SARS-CoV (oder nur SARS) verwandt, das eine erschreckende Sterblichkeitsrate von 9,5 Prozent aufweist. Im Vergleich dazu besitzt die jährliche Influenza eine Sterblichkeitsrate von nur 0,1 Prozent. Sollte dieses neue Virus seinem älteren Verwandten ähneln, dann würde man sich also durchaus Sorgen machen müssen.

Die Wissenschaftler gaben dem neuen Virus den Namen SARS-CoV-2, die WHO bezeichnete die dadurch ausgelöste Erkrankung als COVID-19, eine Abkürzung für »coronavirus disease 2019«, zu Deutsch »Coronavirus-Krankheit 2019«. Die Zahl 2019 bezeichnet das Jahr, in dem das Virus entdeckt wurde.

Man geht davon aus, dass dieses Virus vor allem zwischen Menschen übertragen wird, die in engem Kontakt zueinander stehen, am häufigsten durch kleine Tröpfchen, die beim Husten, Niesen und Sprechen entstehen. In der Regel fallen diese Tröpfchen auf den Boden oder auf Oberflächen und bewegen sich nicht über weite Strecken durch die Luft;[1] man kann sich also auch infizieren, indem man kontaminierte Oberflächen berührt und sich dann ins Gesicht greift, doch das ist weniger häufig der Fall. Am ansteckendsten ist eine Person in den ersten 3 Tagen nach dem Auftreten der Symptome. Ursprünglich glaubte man (oder behauptete dies zumindest), dass das Virus auf andere auch übertragen werden könne, bevor die Symptome auftreten, aber diese Theorie hat sich inzwischen als falsch erwiesen. Leider gründen viele der Maßnahmen, die zum Abflachen der Kurve und zu einer Verlangsamung der Virusausbreitung ergriffen wurden, auf der irrigen Annahme, dass asymptomatische Menschen – also solche, die infiziert sind, aber keine Symptome aufweisen – die Hauptüberträger der Krankheit sind.

Bei Beginn des COVID-19-Ausbruchs war häufig vom »neuartigen« Coronavirus die Rede. Jedes Virus, das neu ist oder sich von den aktuellen oder in letzter Zeit zirkulierenden menschlichen Viren stark unterscheidet, wird als »neuartig« bezeichnet. Wenn solche Viren Menschen infizieren, können sie eine Pandemie auslösen, weil noch niemand mit ihnen konfrontiert wurde und eine Immunität gegen sie entwickeln konnte. Da jeder Mensch dafür anfällig ist, kann sich ein neues Virus schnell und mühelos ausbreiten. Tritt das Virus aber später noch einmal auf, nachdem ihm bereits Menschen ausgesetzt waren, verringert sich seine Verbreitungsgeschwindigkeit und dementsprechend der infizierte Personenkreis. Da die Eigenschaften neuer Viren noch nicht bekannt sind, weiß auch niemand, wie ansteckend sie sind. Es besteht immer die Gefahr, dass sie schwere Erkrankungen und sogar den Tod herbeiführen können. Aus diesem Grund werden neue Viren stets mit Angst und höchster Vorsicht betrachtet. Diesbezügliche Warnungen und Vorhersagen mögen zwar oft übertrieben sein, doch es ist besser, auf Nummer sicher zu gehen, als völlig unvorbereitet überrascht zu werden. Um sich ein Bild vom Schweregrad der Krankheit zu machen, schätzte man anhand der anfangs verfügbaren Daten die Sterblichkeitsrate auf 4 Prozent – also 40-mal höher als bei der Influenza. Da es zu diesem Zeitpunkt noch keine nachgewiesenermaßen wirksamen Medikamente oder Impfungen gab, gerieten die Menschen in Panik.

Leider nutzen Medien, sensationslüstern wie sie sind, derartige Krankheitsausbrüche gerne zur Panikmache aus. Zeitungen und Fernsehsender mit den dramatischsten Nachrichten erhalten die größte Aufmerksamkeit und treiben dementsprechend hohe Gewinne durch Verkauf und Werbung ein. Eine solche Berichterstattung verbreitet aber Sorge und Angst, was die Medien wiederum dazu veranlasst, immer schockierendere Geschichten zu veröffentlichen und die Warnungen mit zunehmender Düsternis zu gestalten. Dadurch nehmen Angst und Panik weiter zu, und die daraus resultierende Hysterie kann irrationales Denken und Verhalten hervorrufen. Das führte im aktuellen Fall beispielsweise dazu, dass Menschen auf der ganzen Welt Unmengen an Toilettenpapier, Handdesinfektionsmittel und Medikamenten kauften und horteten, wodurch eine Knappheit in den Geschäften entstand und die Regale wochen- oder monatelang leer blieben.

»Wenn Infektionsausbrüche nicht eingedämmt werden, pendeln sie sich üblicherweise irgendwann ein und nehmen dann wieder ab, wenn der Krankheit die verfügbaren Wirte ausgehen«, sagte Maciej Boni von der Pennsylvania State University. »Es ist jedoch fast unmöglich, schon jetzt eine vernünftige Prognose darüber abzugeben, wann dieser Zeitpunkt erreicht sein wird.«[2] Doch die WHO ließ verlautbaren, dass die Pandemie unter Kontrolle gebracht werden könnte, wenn wir uns an drastische Veränderungen in unseren normalen Alltagsaktivitäten hielten. Man erzählte uns, dass räumliche Distanzierung, das Tragen von Gesichtsmasken, Selbstisolation und andere Maßnahmen notwendig seien, bis ein Impfstoff zur Verfügung stehe.[3] William Schaffner von der Vanderbilt University sagte, da das Coronavirus »so leicht übertragbar« sei, könne es »zu einer saisonalen Krankheit werden, die jedes Jahr ein Comeback erlebt«.[4] Ein COVID-19-Impfstoff würde zu einer der vielen Impfungen werden, die man der Bevölkerung Jahr für Jahr empfiehlt. Da das Ausmaß, in dem die Erkrankung jedes Jahr wiederkehre, von der Herdenimmunität abhängig sei, müsse man den Bürgern raten oder sie gar gesetzlich dazu verpflichten, sich impfen zu lassen.

Um die Ausbreitung des Virus zu verlangsamen, gingen Länder in aller Welt in den Lockdown. Am 26. März waren 1,7 Milliarden Menschen weltweit davon betroffen; bis zur ersten Aprilwoche stieg diese Zahl auf 3,9 Milliarden Menschen – das sind mehr als die halbe Weltbevölkerung.[5] Man führte strenge Reisebeschränkungen ein. Menschen, deren Beruf für das Wohlergehen der Gemeinschaft nicht unerlässlich war, mussten daheimbleiben. Sie durften ihr Zuhause nur verlassen, um lebensnotwendige Dinge zu erledigen oder Lebensmittel, Medikamente und andere Güter des täglichen Bedarfs einzukaufen. Zum ersten Mal in der Geschichte der Menschheit wurden Länder auf der ganzen Welt stillgelegt, um die Ausbreitung einer Krankheit einzuschränken. Das führte dazu, dass viele Unternehmen schließen mussten – manche vorübergehend, andere für immer – und Arbeitnehmer entlassen wurden. Durch diese Maßnahmen wurde die weltweit schlimmste wirtschaftliche Rezession seit der Großen Depression ausgelöst.

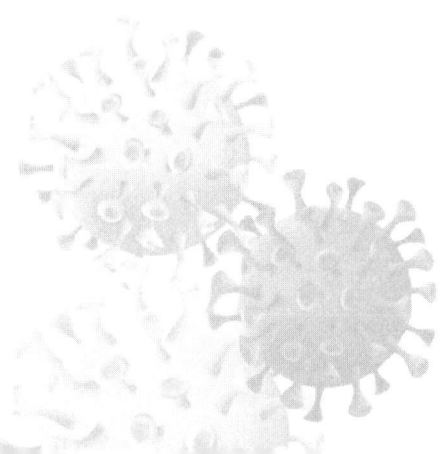

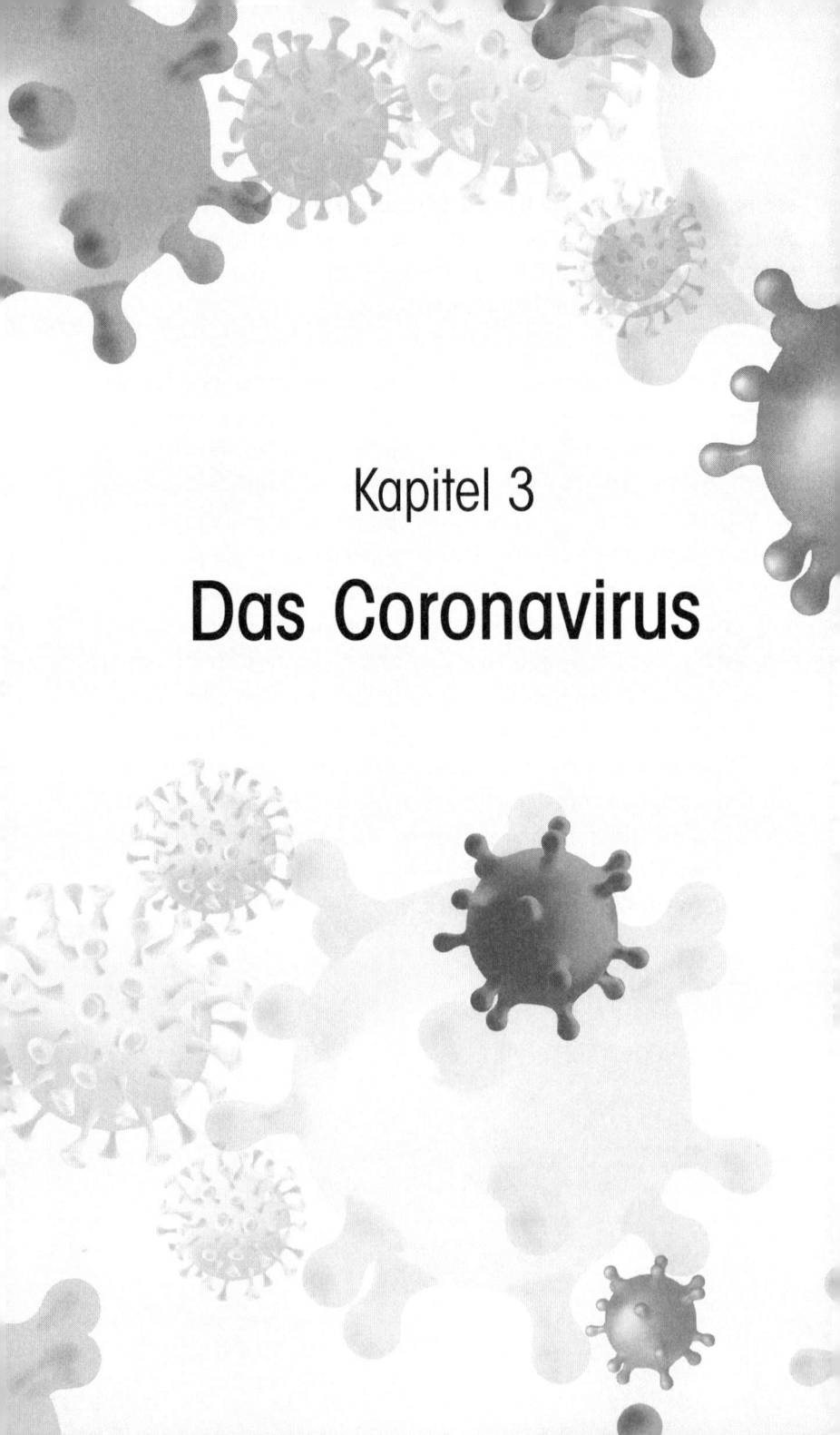

Kapitel 3

Das Coronavirus

Coronaviren und grippale Infekte

Coronaviren sind eine Familie von RNS- beziehungsweise Ribonukleinsäure-Viren. Manche dieser Erregerstämme können zwischen Tieren und Menschen übertragen werden, die meisten jedoch nicht. Beim Menschen führen sie zu Atemwegserkrankungen, deren Symptome von leichten erkältungsähnlichen Zuständen bis hin zu lebensbedrohlichen Ausmaßen reichen können.

Es gibt vier humane Coronaviren (HCoV), die seit längerer Zeit bekannt sind: HCoV-NL63, HCoV-229E, HCoV-OC43 und HCoV-HKU1. Diese Viren verursachen nur eine leichte Infektion der oberen Atemwege und zählen zu den Erregern, die grippale Infekte – also Erkältungen – hervorrufen. Sie sind für etwa 10 bis 30 Prozent aller Erkältungsfälle verantwortlich. Wie Rhinoviren (eine weitere Erkältungsursache) und die Influenza treten sie jedes Jahr saisonal auf und sind weltweit verbreitet.

Alle diese zu Atemwegserkrankungen führenden Viren kommen und gehen in den meisten Fällen in jahreszeitlich bedingten Schüben, treten also im Winter auf und verschwinden im Sommer weithin, denn Coronaviren gedeihen in dunklen Umgebungen und werden durch mäßige Hitze und Sonnenlicht abgetötet. Da die meisten Menschen im Frühjahr und Sommer aber nach draußen gehen, körperliche Aktivitäten betreiben, frische Luft einatmen, mehr frisches Obst und Gemüse essen sowie sich öfter in der Sonne aufhalten und damit Vitamin D produzieren, wird dadurch ihr Immunsystem gestärkt und die allgemeine Gesundheit gefördert. Im Winter ist man hingegen weniger aktiv und hält sich auf engem Raum in Gebäuden auf, sodass sich Infektionen leichter verbreiten können. Aus diesem Grund tritt die Grippesaison auch in den Wintermonaten auf und klingt dann mit dem nahenden Sommer ab. Der beste Ratschlag während der Grippesaison ist, sich möglichst viel im Freien aufzuhalten. Genau davon riet man aber während der COVID-19-Pandemie ab, was zweifellos die

Anfälligkeit der Menschen für die Infektion erhöhte. Es hat fast den Anschein, als wären diese Lockdowns und strengen Einschränkungen des Lebens verordnet worden, um uns für das Virus empfänglicher zu machen. Aber warum sollte jemand wollen, dass Menschen krank werden? Davon profitieren würden nur jene Unternehmen, die Erkältungs- und Grippemedikamente sowie andere Arzneien, Taschentücher, Desinfektionsmittel, Gesichtsmasken, Schnelltests und – sobald erhältlich – Virostatika und Impfstoffe verkaufen.

Neue Coronavirusarten

Mit SARS-CoV, SARS-CoV-2 und MERS-CoV sind seit 2002 drei neue Coronavirusarten (CoV-Arten) aufgetaucht, die sich als weitaus problematischer erwiesen haben. Bei ihrem ersten Auftreten lösten sie weitreichende Epidemien aus, verbreiteten sich schnell in zahlreiche Länder und führten zu vielen Todesfällen. Doch nur die bisher letzte Coronavirenart – SARS-CoV-2 – wurde offiziell von der WHO zu einer Pandemie erklärt. SARS ist eine Abkürzung für »severe acute respiratory syndrome«, zu Deutsch »schweres akutes Atemwegssyndrom«. Dabei handelt es sich um eine potenziell tödliche Erkrankung, die – je nach Gesundheitszustand und Alter des Patienten – mit starkem Husten, Atemnot, Lungenentzündung bis hin zu einem schweren akuten Atemwegssyndrom einhergeht.

Die erste der drei neuen Virenarten war SARS-CoV, das häufig auch nur als SARS bezeichnet wird und erstmals im Jahr 2002 in der chinesischen Provinz Guangdong beobachtet wurde. Die Epidemie breitete sich rasch auf mindestens 2 Dutzend Länder aus, dauerte 8 Monate und führte zu etwa 8098 bestätigten Krankheitsfällen mit 774 Todesopfern, was eine Sterblichkeitsrate von 9,5 Prozent bedeutet. Da seit mehreren Jahren keine Neuerkrankungen gemeldet wurden, scheint sie ihren natürlichen Verlauf genommen zu haben. MERS-CoV, auch als MERS (»Middle East respiratory syndrome«) bekannt, tauchte 2012 in Saudi-Arabien auf, verbreitete sich auf 27 Länder und infizierte 2260 Menschen, von denen 803 starben; das entspricht einer Sterblichkeitsrate von 35,5 Prozent.[1] Die Ausbrüche beschränkten sich in erster Linie auf Krankenhäuser, in denen sich immungeschwächte Patienten mit dem Virus ansteckten. Seit dem Ausbruch von 2012 kam es in den folgenden Jahren zu kleineren Ausbrüchen im Nahen Osten und in Asien. Auch wenn MERS nach wie vor eine eher als gering einzustufende Bedrohung für die öffentliche Gesundheit darstellt, besteht die Befürchtung, dass das Virus mutieren und dann eine erhöhte Übertragungswahrscheinlichkeit von Mensch zu Mensch mit pandemischem Potenzial aufweisen könnte.

Obwohl sich das dritte Coronavirus, das die Infektionskrankheit COVID-19 auslöst, in fast jedes Land der Welt ausbreitete und mehrere Millionen Menschen infizierte, tötete es nur Tausende, sodass die Sterblichkeitsrate auf 0,05 bis 0,1 Prozent aller infizierten Menschen geschätzt wird. COVID-19 ist also nicht annähernd so tödlich wie SARS oder MERS, aber weitaus ansteckender und daher in der Lage, viel mehr Menschen zu infizieren und somit eine größere Bevölkerungsgruppe zu gefährden.

Vor dem Jahr 2002 nahm man an, dass Coronaviren bei bestimmten Tierarten gravierende Erkrankungen, bei Menschen aber nur leichte Erkältungen verursachen können. Das Auftreten von SARS in China im Jahr 2002 zeigte jedoch, dass diese Viren in der Lage sind, schwere und weitreichende Epidemien hervorzurufen.

Man geht davon aus, dass Coronaviren von Fledermäusen aus der Familie der Hufeisennasen stammen, denn unter ihnen vermochte man mehr als 200 Arten des Coronavirus zu identifizieren. Doch diese Virusart besitzt eine erstaunliche Fähigkeit zur artenübergreifenden Übertragung, wobei der Mechanismus, der hinter der Virusübertragung von infizierten Fledermäusen auf Nutztiere und Menschen steckt, nach wie vor unbekannt ist. Es gibt Hinweise auf saisonale

Schwankungen in der Virusvermehrung, mit einer Spitzenaktivität im Frühjahr, wodurch in dieser Jahreszeit auch die Infektionsgefahr am höchsten ist.[2] Coronaviren können nicht von Fledermäusen direkt auf den Menschen übergreifen, sondern benötigen einen Zwischenwirt. Man nimmt an, dass SARS durch Kontakt mit infizierten Larvenrollern auf Menschen übertragen wurde, denn das SARS-Virus wurde in mehreren Exemplaren dieser Schleichkatzenart gefunden, die auf Märkten für lebende Tiere in Guangdong verkauft wurden. Ein weiterer möglicher Träger ist der Marderhund, ein kleines fuchsähnliches Tier, das ebenfalls auf diesen Märkten in den Verkauf gelangt. Da das Virus durch Kochen abgetötet wird, wird angenommen, dass es Menschen infizieren konnte, die rohes oder halbgares Fleisch dieser Tiere gegessen, verarbeitet oder auch nur berührt haben beziehungsweise in Kontakt mit deren Speichel, Schleim, Urin oder Fäkalien gelangt sind.

MERS, das auch unter dem Namen Kamelgrippe bekannt ist, soll im Nahen Osten über infizierte Kamele von Fledermäusen auf den Menschen übertragen worden sein. In dieser Region leben Menschen oft in engem Kontakt mit Kamelen, essen deren Fleisch und trinken deren Milch.[3] Als Wissenschaftler die Herkunft von MERS untersuchten, entdeckten sie überraschenderweise, dass viele Kamele Viren in sich trugen, die mit HCoV-229E verwandt sind. Dies ist, wie wir gesehen haben, eines der Coronaviren, die Erkältungen verursachen – und das deutet wiederum darauf hin, dass irgendwann in früheren Zeiten auch dieses Virus durch den Kontakt mit Kamelen auf Menschen übersprang.[4] HCoV-229E hat sich weltweit ausgebreitet und gehört zu den saisonalen Erkältungsviren, die jedes Jahr wieder auftauchen. Die Entdeckung dieses Virus in Kamelen weckte die Besorgnis darüber, dass MERS über eine leichte genetische Veränderung denselben Weg nehmen könnte.

Wie SARS und MERS soll auch SARS-CoV-2 von Hufeisennasen stammen. Nach den bisherigen Erkenntnissen über die Übertragung von Coronaviren ist es jedoch unwahrscheinlich, dass das Virus direkt von Fledermäusen auf den Menschen übergesprungen ist. Die Forschung nimmt vielmehr auch hier an, dass das Fledermaus-Coronavirus erst auf einen Zwischenwirt – also ein anderes Tier – übersprang, das dann das Virus auf Menschen übertrug.

Die ersten Patienten, die in Wuhan an COVID-19 erkrankten, hatten durchweg Kontakt mit dem Huanan-Großhandelsmarkt für Fische und Meeresfrüchte gehabt. Dieser im Stadtgebiet gelegene »wet market« (»Nassmarkt«) besteht aus zahlreichen kleinen, eng aneinandergedrängten Ständen, an denen lebende Fische, Geflügel, rotes Fleisch und Wild verkauft werden. Wenn man einen dieser Märkte besucht, sieht man sofort, warum sie mit dem Wort »nass« assoziiert werden. Lebender Fisch und Krustentiere, die in offenen Kübeln gehalten werden, spritzen Wasser auf den Boden. Die Ladentische der Stände sind rot vor Blut, weil dort Fische vor den Augen der Kunden ausgenommen und entgrätet werden. Bevor der nächste Kunde kommt, wird der Tisch mit Wasser abgespült. Lebende Schildkröten, Hummer und Hühner sind in Becken und Käfigen dicht an dicht gedrängt. Der Boden ist allerorten mit Wasser, schmelzendem Eis, Tierdärmen und Abfällen bedeckt. Dort herrscht also Nässe vor.

In China gelten exotische Tiere, die wie zum Beispiel Schuppentiere oder Pfauen nicht einmal aus diesem Teil Asiens stammen müssen, als Delikatessen, denen in vielen Fällen auch gesundheitsfördernde Eigenschaften zugeschrieben werden. Viele dieser Tiere werden lebendig auf dem Markt angeboten und dort geschlachtet. In einer solchen Umgebung kommen Haustiere und exotische Tiere in engen Kontakt miteinander, wodurch sich Viren von einer Art auf die andere übertragen können. Dazu kommt, dass Viren häufig DNS miteinander austauschen, was zur Entwicklung neuer Stämme führt. Man ist sich im Allgemeinen einig darüber, dass SARS-CoV-2 von Tieren, die auf diesen Märkten verkauft wurden, auf Menschen übertragen wurde.

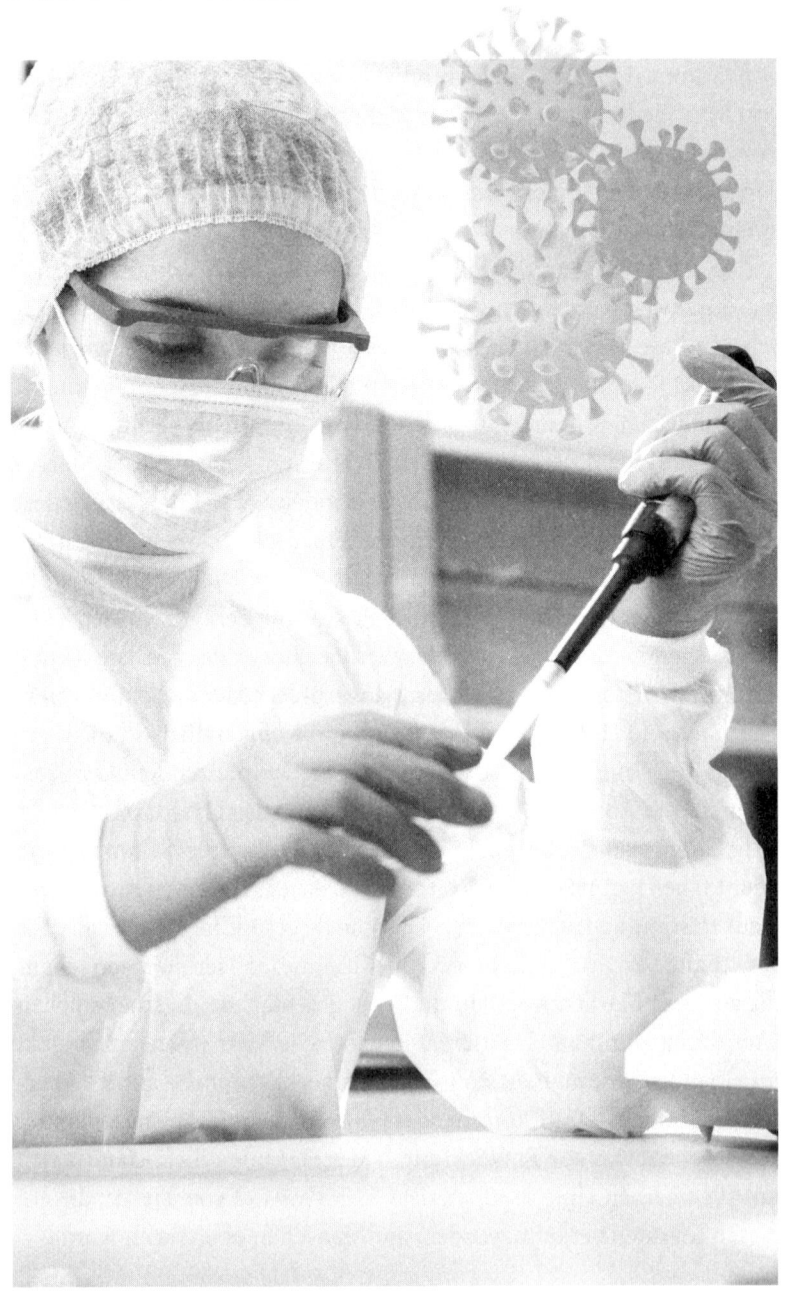

Coronavirus aus dem Labor

Vertuschung

Es gibt aber auch noch eine zweite Theorie über den Ursprung von SARS-CoV-2, die von den Mainstream-Medien kaum beachtet wird, was höchstwahrscheinlich auf eine Zensur durch die Mächte hinter der Pandemie zurückzuführen ist. So beunruhigend diese Möglichkeit auch sein mag: Es könnte sein, dass SARS-CoV-2 überhaupt kein natürliches Virus ist, sondern in einem Labor entwickelt wurde und aufgrund schlechter Laborpraxis versehentlich aus einem Forschungsinstitut in Wuhan entkam. Noch unheimlicher ist die Eventualität, dass das Virus absichtlich freigesetzt wurde. Auf jeden Fall deutet eine beträchtliche Anzahl von Beweisen darauf hin, dass das Virus aus einem Labor stammt.

Infektiöse Organismen werden in Laboratorien auf der ganzen Welt erforscht. Diese Labors teilt man nach ihrer biologischen Schutzstufe (auf Englisch: »biosafety level«, abgekürzt BSL) ein. Je höher das Infektionsrisiko bei einem Organismus, desto mehr Schutzmaßnahmen gibt es, die ein Entweichen des Krankheitserregers verhindern sollen. Versagt eine dieser Maßnahmen, dann sollte die nächste dafür sorgen, dass keine Gefahr für die Außenwelt besteht. Labors mit BSL 1 und 2 forschen an weitgehend gutartigen Organismen. Gefährliche Krankheitserreger wie beispielsweise jene, die Milzbrand, Pest oder Tollwut verursachen, können in sicheren BSL-3-Labors gehandhabt werden, während die gefährlichsten und exotischsten Organismen wie die Ebola-, Marburg- und Lassaviren auf BSL-4-Labors beschränkt sind. Diese Organismen verbreiten sich sehr schnell, führen in vielen Fällen zu Erkrankungen, für die es keine Behandlung gibt, und können tödliche Auswirkungen haben.

In Wuhan befindet sich die virologische Forschungseinrichtung Chinas mit der höchsten Sicherheitsstufe – das Institut für Virologie Wuhan (Wuhan Institute of Virology – WIV). Das WIV beherbergt das Wuhan National Biosafety Laboratory, Chinas einziges Labor mit der Schutzstufe BSL 4. Allein diese Einrichtung darf also in China mit den gefährlichsten Krankheitserregern umgehen.

Es ist möglich, dass das neuartige Coronavirus am WIV erforscht wurde und ein Unfall oder Verstoß gegen die Sicherheitsregeln des Labors dazu führte, dass das Virus versehentlich auf einen Mitarbeiter übertragen wurde, der es dann nach Verlassen des Institutsgeländes unwissentlich in der Stadt verbreitete. Bereits zuvor ist es in Forschungseinrichtungen Chinas und anderer Länder zu Verletzungen der Laborsicherheit gekommen. So ereigneten sich beispielsweise in Großbritannien, wo die Sicherheitsvorkehrungen normalerweise gut eingehalten werden, im Lauf von nur 5 Jahren mehr als hundert Zwischenfälle, bei denen Erreger mancher der weltweit tödlichsten Krankheiten wie Milzbrand und Ebola beinahe in Freiheit gelangt wären. In einem Fall verschickten Wissenschaftler irrtümlich statt harmloser, durch Hitze abgetöteter Proben lebende Milzbrandbakterien an Labors in England und den USA; man hatte die Probenröhrchen verwechselt. Da sich die Empfänger der Gefahr nicht bewusst waren, öffneten sie die Röhrchen, ohne die erforderlichen Vorsichtsmaßnahmen zu treffen.[5] Vergleichbare Fälle sind aber nicht nur aus Großbritannien bekannt geworden, sondern aus Labors der Sicherheitsstufen BSL 3 und 4 in aller Welt.[6]

Allerdings kommt es auch vor, dass Sicherheitsverletzungen absichtlich begangen werden. Ein solcher Fall ereignete sich etwa im Juli 2019 im National Microbiology Laboratory (NML) in Winnipeg. Dieses Labor ist das kanadische Gegenstück zur amerikanischen Gesundheitsbehörde Centers for Disease Control and Prevention (CDC). Eine Gruppe chinesischer Virologen, die am NML tätig waren, wurde wegen des Verdachts der Spionage für China zwangsweise von ihren Arbeitsplätzen entfernt. Die Wissenschaftler hatten am »Krankheitserreger-Spezialprogramm« der kanadischen Gesundheitsbehörde mitgearbeitet, in dessen Rahmen sie Affen mit den tödlichsten bekannten Viren unseres Planeten infizieren mussten. 4 Monate vor dem Ausschluss des chinesischen Forscherteams aus dem Labor wurde eine nicht genehmigte Lieferung mit den besonders ansteckenden Viren Ebola und Nipah aus dem NML nach China versandt. Mehrere der betroffenen Forscher waren in China an der Entwicklung biologischer Waffen beteiligt. Die leitende Wissenschaftlerin der Gruppe, Dr. Xiangguo Qiu, die sich in jüngerer Vergangenheit auf die Ebola-Forschung konzentriert hat, hatte darüber hinaus mit chinesischen Biowaffenlabors zusammengearbeitet. Die Tatsache, dass diese zwei Viren vom NML nach China geschickt wurden, ist allein schon zutiefst beunruhigend, sie wirft aber zugleich die Frage auf, welche anderen Lieferungen von Viren oder Bakterien in den Jahren, in denen die chinesische Forscherin am NML tätig gewesen war, nach China gelangt sein könnten.[7]

Obwohl das Institut für Virologie Wuhan ein Labor mit der Schutzstufe BSL 4 ist, lässt – wie häufig in chinesischen Laboratorien – die Sicherheit dort zu wünschen übrig. 2 Jahre vor der durch das neuartige Coronavirus ausgelösten Pandemie sandten Mitarbeiter der amerikanischen Botschaft sowie US-Wissenschaftler, die der Forschungseinrichtung einen Besuch abgestattet hatten, zwei offizielle Warnungen nach Washington. Besonders besorgt waren die Ermittler über die Sicherheit bei den Forschungen des Labors an der Übertragung von Fledermaus-Coronaviren. Sie schrieben in ihrem Bericht, dass die schlampigen Sicherheitsprotokolle für den Umgang mit ansteckenden Viren in dem Labor »das Risiko einer neuen SARS-artigen Pandemie darstellen«[8].

Als Yuan Zhiming, der Direktor des Wuhan National Biosafety Laboratory und stellvertretende Direktor des WIV, mit der Kritik konfrontiert wurde, dass seine Forschungsrichtung der Ursprung der neuen Pandemie sein könnte, tat er genau das, was alle Leute in Führungspositionen tun, wenn etwas schiefgeht, für das sie möglicherweise verantwortlich sind: Er leugnete jeden Zusammenhang und beharrte darauf, dass das neuartige Coronavirus nichts mit seinem Labor zu tun habe. Man weiß jedoch, dass Wissenschaftler am WIV an der Coronavirus-Forschung beteiligt waren. So hatte etwa die Virologin Shi Zhengli, ihres Zeichens eine der WIV-Direktorinnen, an der Übertragbarkeit von SARS von einer Spezies auf die andere geforscht. 2013 soll sie dabei angeblich einen Durchbruch mit einem Coronavirus erzielt haben, das zu 96,2 Prozent mit SARS-CoV-2 identisch war.[9] 2015 gab sie bekannt, dass das SARS-ähnliche Virus von Fledermäusen auf Menschen überspringen könne. Natürlich wurde darüber spekuliert, dass das neue Coronavirus auch aus ihrem Labor stammen könne – eine Anschuldigung, die sie dementiert.

Bei einer Pressekonferenz am 3. Mai 2020 erklärte US-Außenminister Mike Pompeo, dass SARS-CoV-2 aus einem Biowaffenlabor in Wuhan stamme, nämlich dem WIV. In *This Week*, einer Nachrichtensendung des Fernsehsenders ABC, sagte Pompeo, der zuvor auch der CIA vorgestanden hatte, es gebe »beträchtliche Beweise« dafür, dass das Coronavirus aus besagtem Labor komme. Er ging damals jedoch nicht so weit, zu behaupten, dass das Virus von Menschenhand hergestellt oder gentechnisch verändert worden sei.

Als der Außenminister dazu gedrängt wurde, Auskunft über diese Beweise zu erteilen, antwortete er, das sei ihm nicht gestattet. Später stellte sich heraus, dass zumindest ein Teil von ihnen aus Abhörmaterial von der Kommunikation zwischen chinesischen Beamten stammte. Diese hatten erkannt, dass sie für die weltweite Verbreitung des Virus verantwortlich waren, und versuchten nun, die Wahrheit zu verschleiern. Zu diesem Zweck wurden die Medien zensiert und Ärzte bestraft, weil sie »Gerüchte« verbreitet hätten.

Pompeo beschuldigte wiederholte Male die von Staatspräsident Xi Jinping geleitete Kommunistische Partei Chinas, Beweise zu vertuschen und amerikanischen Experten den Zugang zum Forschungslabor in Wuhan zu verweigern. »Wir haben ja bereits gesehen, dass sie Journalisten rausgeworfen haben«, sagte der Minister und bezog sich dabei auf die Anordnung, dass US-Korrespondenten der *New York Times*, der *Washington Post* und des *Wall Street Journal* gezwungen worden waren, das Land zu verlassen.»Wir haben außerdem gesehen, dass die Leute, die darüber berichten wollten, medizinische Fachleute aus China, zum Schweigen gebracht wurden. Man hat die Berichterstattung blockiert – und all das getan, was autoritäre Regimes eben tun, und entsprechend der Art und Weise, wie kommunistische Parteien arbeiten.«[10] Doch was steckt hinter dieser Geheimhaltung und den darauf erfolgten Dementi? Vielleicht haben die Chinesen ja wirklich etwas zu verbergen – zum Beispiel die Tatsache, dass sie heimlich an der Entwicklung biologischer Waffen arbeiten, obwohl solche Forschungen nach dem Völkerrecht verboten sind. Unter diesem Gesichtspunkt ergibt es auch Sinn, dass die chinesischen Behörden unbedingt alle Informationen über den Ausbruch zurückhalten, die potenzielle Gefahr nicht zugeben und erst dann Maßnahmen ergreifen wollten, als die Pandemie international durch die Medien ging.

Die chinesische Regierung bestritt energisch, dass das Virus aus dem Labor entkommen sei. Sowohl chinesische als auch internationale Journalisten wurden an der Berichterstattung über den Vorfall in Wuhan gehindert oder entsprechend zensiert. Im Versuch, in den ersten Wochen der Epidemie von Chinas Zensur und Misswirtschaft abzulenken und die Schuld jemand anderem zuzuschieben, verstiegen sich chinesische Behörden sogar zu der Anschuldigung, die Amerikaner hätten das Virus erschaffen.[11]

Chinesische Regierungsvertreter unternahmen erhebliche Anstrengungen, sämtliche Beweise über den Ausbruch zu vertuschen. Sie ließen Wissenschaftler inhaftieren, die vor der neuen Erkrankung warnten. Über die mögliche Herkunft des Virus wurde eine totale Nachrichtensperre verhängt. Peking weigerte sich, amerikanischen Experten Proben des neuartigen Coronavirus aus den ersten Krankheitsfällen zur Verfügung zu stellen. Die Regierung schloss ein Labor in Schanghai, nachdem einer der leitenden Wissenschaftler dort die

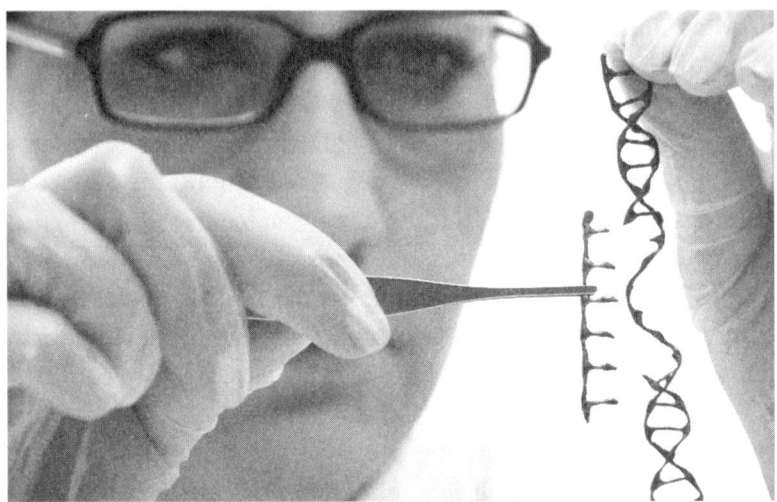

Genomsequenz des Virus an Kooperationspartner in aller Welt wei-
tergeleitet hatte. Diese Daten waren für die medizinische Forschung
und die Entwicklung möglicher Impfstoffe von entscheidender Be-
deutung, doch das Labor musste laut den chinesischen Behörden wegen »Nachbesserungen« geschlossen werden.[12] Mehrere Ärzte und
Journalisten, die bereits frühzeitig über die Verbreitung des Virus berichtet hatten, verschwanden plötzlich.

Gain-of-Function-Forschung

Amerikanische Labors mit BSL-Sicherheitsstufe erforschen Coronaviren bereits seit mehreren Jahren. Unter anderem wird dort auch
»Gain-of-Function«-Forschung betrieben, die darauf abzielt, Krankheitserreger tödlicher und leichter übertragbar zu machen. Bei solchen Forschungsvorhaben werden die Viren im Labor manipuliert,
um ihr Potenzial zur Infektion von Menschen zu erforschen und

Anhaltspunkte für die Herstellung besserer Impfstoffe zu erhalten. Viele Wissenschaftler haben Kritik an solchen Gain-of-Function-Forschungen geäußert, weil sie das Risiko bergen, durch die versehentliche Freisetzung der Erreger eine Pandemie auszulösen. So strich die US-Bundesregierung im Oktober 2014 sämtliche Geldmittel für die Arbeit mit Krankheitserregern, die zu einer Pandemie führen könnten. Dieses Verbot wurde jedoch im Dezember 2017 wieder aufgehoben.

Der Immunologe Dr. Anthony Fauci, Leiter des amerikanischen National Institute of Allergy and Infectious Diseases (»Staatliches Institut für Allergien und Infektionskrankheiten« – NIAID), dient seit 1984 jedem US-Präsidenten als Berater. Auch für den Umgang mit der COVID-19-Pandemie wurde und wird er als Chefberater des Weißen Hauses eingesetzt. Seltsamerweise gab und gibt Dr. Faucis oft widersprüchliche und in einigen Fällen sogar völlig absurde Kommentare und Empfehlungen zur Pandemie von sich. So beharrt er beispielsweise darauf, dass die Lockdowns fortgesetzt werden, Sportveranstaltungen abgesagt werden und Schulen sowie Universitäten geschlossen bleiben sollen, bis ein Impfstoff zur Verfügung steht. Seiner Meinung nach benötigen die Amerikaner erst einen Impfstoff, bevor sich die Situation wieder normalisieren kann. Zudem tritt er zwar für Social Distancing und das Tragen von Masken ein, erklärt jedoch gleichzeitig, Sex mit fremden Personen sei in Ordnung.[13] Damit stellt sich die Frage, ob Faucis Impfstoffpatente und seine enge Beziehung zur Pharmaindustrie seine Ansichten nicht irgendwie beeinflussen.[14]

Fauci als medizinischen Berater während dieser Pandemie zu engagieren ist vergleichbar damit, einen Fuchs den Hühnerstall bewachen zu lassen, denn dieser Immunologe ist seit Langem ein Befürworter der Gain-of-Function-Forschung. Zwar ist er sich ihrer Risiken bewusst, hält diese aber bei der Suche nach neuen Impfstoffen für gerechtfertigt.

Vor einem Jahrzehnt kam es zu einer öffentlichen Kontroverse über die Gain-of-Function-Forschung an Vogelgrippeviren. Damals setzte sich Fauci besonders für diese Forschungsvariante ein und behauptete, dass sie sich trotz der möglichen Gefahren lohne, denn die Gain-of-Function-Forschung ermögliche es Wissenschaftlern, sich zum Beispiel durch die Untersuchung antiviraler Medikamente auf eine mögliche Pandemie vorzubereiten.

Bei dem fraglichen Projekt handelte es sich um eine Art der Gain-of-Function-Forschung, bei der Wildstämme von Viren so lange durch lebende Tiere geschleust werden, bis sie zu einer Form mutieren, die eine Pandemiegefahr darstellen könnte. Wissenschaftler nutzten diese Forschungsmethode, um ein zwischen Menschen schlecht übertragbares Virus zu einem hochansteckenden zu machen – also genau zu der Art von Erreger, die Pandemien auslösen können. Man infizierte damals Frettchen und ließ das Virus so lange mutieren, bis sich ein nicht absichtlich infiziertes Tier von selbst mit der Krankheit ansteckte.

Dieser Versuch war mit Risiken verbunden, vor denen selbst erfahrene Forscher zurückschreckten. Mehr als 200 Wissenschaftler forderten daher eine Einstellung des Versuchs, weil er ihrer Meinung nach die Wahrscheinlichkeit erhöhte, dass es durch einen Laborunfall zum Ausbruch einer Pandemie kommen könnte.

2014 stellte die US-Gesundheitsbehörde National Institutes of Health (NIH) mit Unterstützung von Fauci und dem NIAID 3,7 Millionen Dollar für Gain-of-Function-Forschungsvorhaben zur Verfügung. Zwar trat das Verbot der Gain-of-Function-Forschung 2014 in Kraft, doch damit waren die umstrittenen Forschungsvorhaben noch lange nicht beendet, denn die NIH ließen die Fortsetzung von Versuchsreihen zu, die vor Einsetzen des Verbots begonnen hatten. Ein Teil des erwähnten staatlichen Zuschusses wurde also zur Finanzierung von Shi Zhenglis Coronavirus-Forschung im Wuhan-Labor verwendet. Anfang 2020 wurden weitere 3,7 Millionen Dollar bewilligt; auch diesmal diente die Förderung unter anderem der Finanzierung eines Gain-of-Function-Forschungsprojekts, das untersuchen sollte, wie Fledermaus-Coronaviren mutieren und auf den Menschen überspringen können.[15]

Es ist durchaus plausibel und sogar wahrscheinlich, dass SARS-CoV-2 aus dem Institut für Virologie Wuhan stammt. Doch es gibt noch eine andere Möglichkeit: Der offizielle Umgang mit der COVID-19-Pandemie und die übertriebene Betonung der Wichtigkeit oder gar Notwendigkeit eines Impfstoffs gegen die Krankheit deuten sehr stark darauf hin, dass die Pharmaindustrie eine bedeutende Rolle dabei spielt, wie die Krise öffentlich wahrgenommen und bewältigt wird. Viele vermuten ohnehin, dass die Medikamenten- und Impfstoffhersteller mehr damit zu tun haben, als allgemein angenommen wird. Das Timing der Pandemie und die ergriffenen Maßnahmen waren zu präzise, um sie auf reinen Zufall zurückzuführen. Wenn die Pharmakonzerne in irgendeiner Weise involviert sind, dann ist es auch möglich, dass sie das gesamte Ereignis inszeniert haben. Geht man von diesem Szenario aus, so könnte durchaus ein Mitarbeiter des Instituts für Virologie Wuhan, der Zugang zum neuen Virus in Shi Zhenglis Labor hatte, bestochen worden sein, um das Virus absichtlich in Wuhan freizusetzen – vielleicht sogar auf dem nur 14 Kilometer vom Institut entfernten Huanan-Markt. Die Freisetzung inmitten von rohem Fisch, Fleisch und anderen Lebensmitteln auf einem stark frequentierten Markt wäre ideal, um eine Pandemie auszulösen. Und tatsächlich handelte es sich bei den ersten Krankheitsfällen zum Großteil um Menschen, die auf dem Markt arbeiteten oder einkauften.

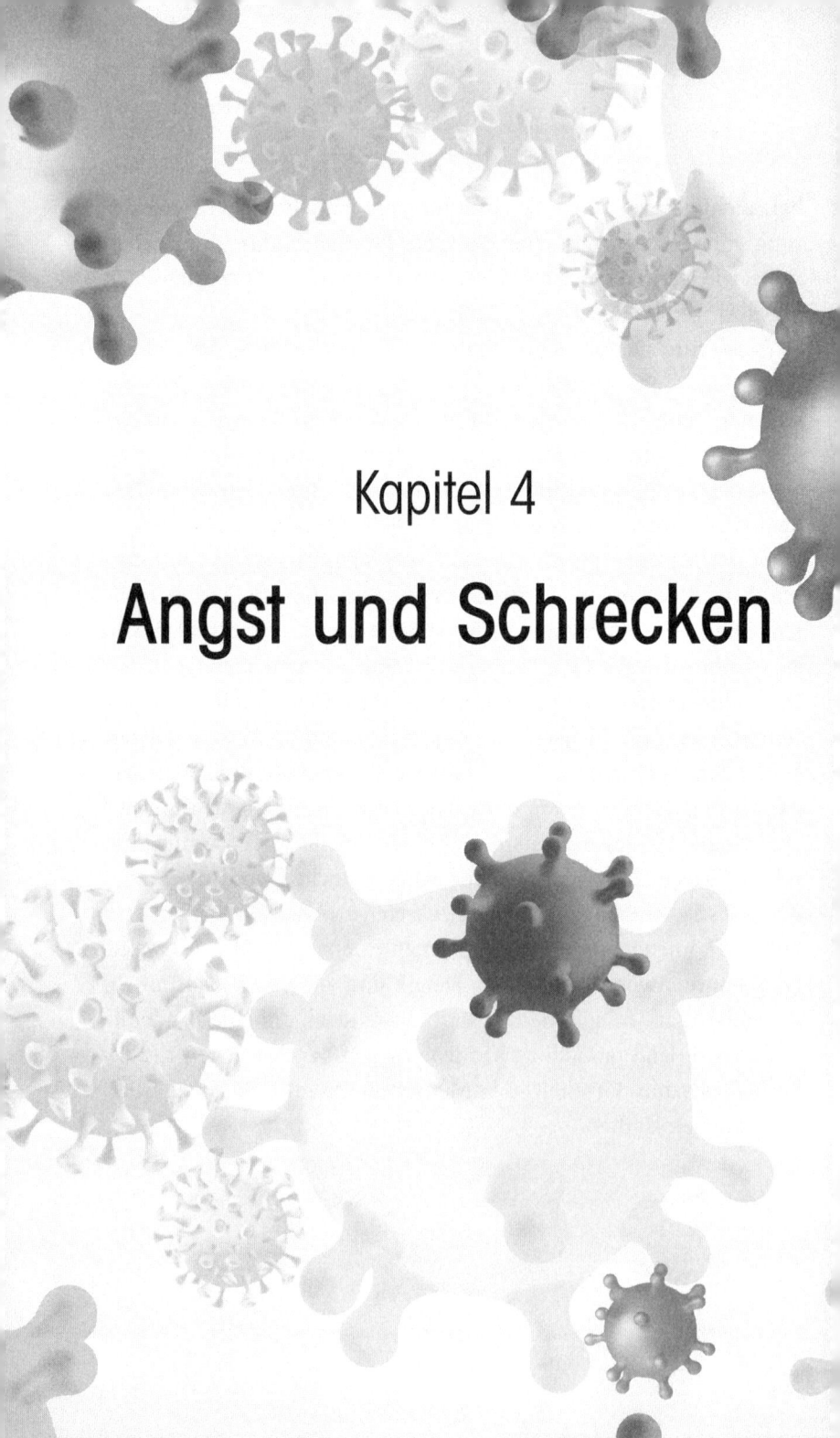

Kapitel 4

Angst und Schrecken

Furcht und Angst schüren

Anfang 2020 wurde die Welt in Panik versetzt. Plötzlich hatte jeder Angst, sich oder andere mit einem bislang unbekannten Krankheitserreger zu infizieren. Der Auslöser der neuen Krankheit wurde als hochansteckendes und tödliches Virus dargestellt, das bereits Tausende Menschenleben auf der ganzen Welt gefordert hatte. Als ob das alleine nicht schon verwirrend und verunsichernd genug gewesen wäre, wurde man auch noch durch die autoritären Maßnahmen traumatisiert, die fast alle Regierungen als Reaktion auf die COVID-19-Pandemie ergriffen. Gesundheits- und Staatsbeamte forderten – ebenso wie viele Bürger – lautstark einen Impfstoff, der uns vor dieser schrecklichen Bedrohung bewahren und wieder ein normales Leben ermöglichen sollte.

Den meisten Menschen ist allerdings nicht klar, dass ein Großteil der Furcht und Panik in Zusammenhang mit COVID-19 schon lange vor dem ersten Auftauchen der Pandemie Ende 2019 in Wuhan klug und akribisch geplant worden war. Der Plan war bereits Mitte 2019 in Gang gesetzt worden, als die großen Technologie- und Internetkonzerne gegen Naturmedizin-Websites vorgingen – angeblich, um »Fake News« zu bekämpfen. Dies war nur der erste Schritt in einem Gesamtplan, den die Pharmariesen und ihre Freunde zur Manipulation der Mehrheit der Weltbevölkerung ausgearbeitet hatten. Die Menschen sollten gezwungen werden, Impfungen und Medikamente zur Bekämpfung einer als furchteinflößend empfundenen gesundheitlichen Bedrohung einzusetzen. Davon versprachen sich die Hintermänner Gewinne in Höhe von Hunderten Milliarden Dollar.

Zensur und Gleichschaltung der Medien

Damit der Plan der Pharmakonzerne funktionieren konnte, mussten alle Stimmen zum Schweigen gebracht werden, die den Schwindel durchschauten, sich gegen die Manipulatoren stellten und bessere Lösungen auf Lager hatten. Das bedeutete zuerst einmal, sämtliche Websites und Blogs zu zensieren, die sich mit Naturheilkunde befassten. Wenn das Volk die Wahrheit nirgends hören konnte, würde es sich viel leichter von Massenmedien, Politikern und Gesundheitsbehörden irreführen lassen. Und die waren mehr als bereit, als Sprachrohr für die Pharmaindustrie zu fungieren, um Angst und Schrecken zu verbreiten.

Die mächtige Pharmabranche hat sich durch Spenden und Werbung weltweit einen außerordentlich hohen Einfluss sowohl auf Mainstream- und soziale Medien als auch auf Politiker und Gesundheitsorganisationen verschafft, ja, diese Institutionen sind von der finanziellen Unterstützung durch die Arzneimittelindustrie regelrecht abhängig geworden. Vielleicht sind Ihnen die vielen Inserate für Medikamente aufgefallen, von denen Sie noch nie gehört haben und die Sie auch nie benötigen werden. Ganz sicher gibt die Pharmaindustrie nicht jedes Jahr Millionen Dollar aus, um ihre Kunden aufzuklären, außerdem handelt es sich bei den meisten beworbenen Produkten um verschreibungspflichtige Medikamente; wenn wir solche Inserate sehen, rennen wir also nicht sofort in die nächste Apotheke, um uns das Wundermittel zu beschaffen. Diese Werbeanzeigen sollen auch gar nicht den Normalverbraucher beeinflussen, sondern die Medien steuern und kontrollieren. Angesichts der Millionen, die von der Arzneimittelbranche in die Medien fließen, überlegen sich Redakteure und Produzenten natürlich sehr genau, ob sie »unerwünschte« Nachrichten bringen. Jede Meldung, die für die Pharmaindustrie nicht schmeichelhaft ist, könnte zu deren Drohung führen, den Geldhahn zuzudrehen und keine Werbung mehr zu schalten.

Mit dieser Taktik bestimmt die Arzneimittelindustrie seit Jahren den Großteil des Inhalts medizinischer Fachzeitschriften. Sobald Redakteure Studien veröffentlichten, in denen bestimmte Medikamente kritisiert oder billigere naturheilkundliche Behandlungsmethoden bevorzugt wurden, bedrohte man sie mit dem Verlust der pharmazeutischen Werbeeinnahmen. Da diese Fachzeitschriften in vielen Fällen auf das Geld der Arzneimittelhersteller angewiesen sind, um überleben zu können, geben sie meistens klein bei und tun, was von ihnen verlangt wird.

Diese Methode hat bei den medizinischen Fachmedien so gut funktioniert, dass die Pharmaindustrie ihren Einfluss auch auf Mainstream- und soziale Medien ausdehnen konnte, sodass diese heute den überwiegenden Teil der Informationen kontrollieren, die wir zum Thema Gesundheit erhalten. Mitte 2019 setzten die Pharmariesen dann ihren Masterplan zur weltweiten Abhängigkeit und zu Massenimpfungen um, indem sie Google, Facebook, Twitter und andere Technologiefirmen davon überzeugten, Websites und Experten der Naturmedizin zu zensieren. So überarbeitete etwa Google seinen Algorithmus für die Suchergebnisse dergestalt, dass Mainstream-Medizinseiten, die mit der Pharmaindustrie zusammenarbeiten, eindeutig bevorzugt werden. Websites wie WebMD, MedicineNet und Wikipedia tauchen nun ganz oben in der Liste auf, während naturheilkundlich ausgerichtete Websites so weit unten angesiedelt sind, dass sie nur sehr schwer bis gar nicht mehr zu finden sind. So war *Mercola. com* beispielsweise in den USA die Nummer eins unter den Websites zur Naturmedizin und tauchte bei Google-Suchen ziemlich weit oben auf. Heute ist sie kaum noch wahrnehmbar und hat über Nacht 90 Prozent ihrer Internetzugriffe verloren. Den anderen wichtigen Naturheilkunde-Websites erging es nicht besser. Als Grund für diese Zensurmaßnahme gab Google an, gegen »Fake News« vorgehen zu wollen. Gleichzeitig begann auch YouTube, das zum Google-Konzern gehört, Videos zu löschen, die sich für natürliche Gesundheits-

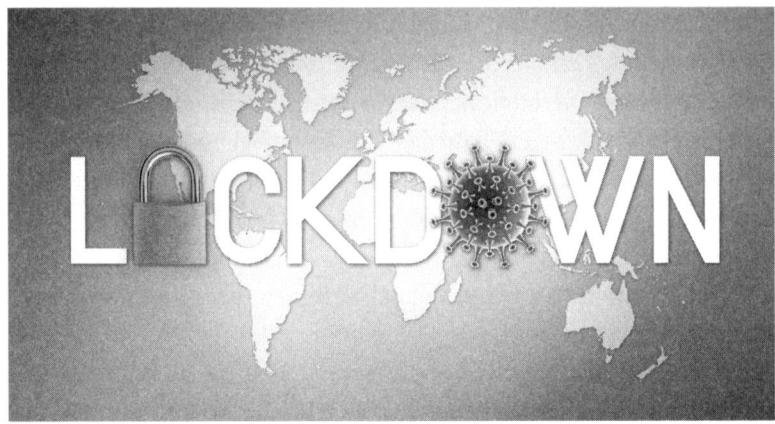

lösungen einsetzten, einseitige Ratschläge der Mainstreammedien in Frage stellten oder sich gegen die Pharmaindustrie äußerten. Facebook und andere zogen schnell nach.[1]

Informationen über fundierte Entscheidungen bezüglich des Einsatzes von Medikamenten und Impfstoffen sollten gar nicht mehr an die Öffentlichkeit gelangen. Damit niemand etwas von den Vorteilen natürlicher Methoden im Gesundheitsbereich mitbekam, engagierte die Pharmaindustrie ein wahres Heer von Internet-»Trollen«, die die sozialen Medien infiltrieren sollten. Diese Trolle schlichen sich in Diskussionsgruppen über Naturheilkunde ein, abonnierten Newsletter und veröffentlichten Kommentare auf Blogs und zu Artikeln. Nach und nach verbreiten sie so »ihre« Ansichten, in denen sie natürliche Gesundheitslösungen in Verruf brachten und sich stattdessen für die Verwendung von Medikamenten einsetzten. Mit diesen Mitteln arbeitet die Pharmaindustrie seit vielen Jahren. Während der COVID-19-Krise waren die Trolle besonders aktiv und gingen gegen jeden vor, der die Maßnahmen zum Umgang mit der Pandemie infrage stellte.

So mancher wird es vielleicht für pure Verschwörungstheorie halten, dass die Pharmaindustrie Trolle engagiert, doch diese Tatsache ist allgemein bekannt. So suchten die Vereinten Nationen (UNO) im Mai 2020 öffentlich nach Freiwilligen, die ihnen als Trolle helfen sollten, die Opposition auszuschalten, wobei ihre offizielle Aufgabe darin bestünde, die Verbreitung von »Falschinformation« zu verhindern. Daraufhin warb die UNO etwa 10 000 Personen an, die sich bereit erklärten, auf Social-Media-Plattformen die WHO-Version der Pandemie zu verbreiten, wozu auch gehörte, dass die Normalität erst wieder einkehren könne, wenn es Medikamente und Impfstoffe gegen die Krankheit gebe. Diese Freiwilligen werden täglich per E-Mail instruiert, wie sie mit Gegenargumenten umzugehen haben.[2]

Warum sollte sich die UNO so für die Verbreitung dieser Auffassung der Coronavirus-Pandemie engagieren? Dazu muss man wissen, dass die WHO eine Sonderorganisation innerhalb der UNO ist. Sämtliche Geldmittel, die an die WHO fließen, kommen auch der UNO insgesamt zugute. Rechercheure von Devex fanden heraus, dass die UNO bis zum 30. Juni 2020 insgesamt 471 Millionen Dollar erhalten hat, um ihre Bemühungen im Kampf gegen »Falschinformationen« über die Pandemie zu unterstützen.

Drakonische Maßnahmen

Innerhalb weniger Monate nach dem Start der oben geschilderten Zensurmaßnahmen taucht also ein neues Virus in China auf – ein Virus, das noch nie zuvor beobachtet wurde und gegen das noch niemand Immunität erlangen konnte. Es war das perfekte Virus für eine weltumspannende Pandemie, die potenziell so viel Schaden anrichten konnte wie jene Pandemie, die von der Spanischen Grippe im Jahr 1918 ausgelöst worden war.

Dies Virus schien aus dem Nichts zu kommen und verbreitete sich binnen weniger Wochen aus dem chinesischen Wuhan in andere Länder. Mit rasanter Geschwindigkeit infizierte es Tausende Menschen. Die Mainstreammedien stürzten sich sofort auf die Nachricht und begannen in düsterem Tonfall Warnungen vor einer tödlichen Pandemie auszugeben, die um den Globus ginge und uns alle gefährdete. Abend für Abend verkündeten Nachrichtensprecher furchterregende Statistiken über die Anzahl der neuen Fälle und der bisherigen Toten. Die Zahlen wurden täglich angezeigt, als handle es sich um die aktuellen Ergebnisse einer Weltmeisterschaft. Für die Medien war die Pandemie wie ein Spiel, bei dem einer den anderen auszustechen versuchte, indem er dem Publikum die schockierendsten Statistiken und Vorhersagen lieferte. Schwarzmalerei wurde zum journalistischen Standard. Politiker und Gesundheitsbehörden schlugen permanent Alarm und stellten die Pandemie als gigantischen Gesundheitsnotstand dar. Wissenschaftler prognostizierten anhand spärlicher Daten und Computermodelle Millionen Todesfälle und riefen die Politik zu drastischen Maßnahmen auf. Statt sich an bewährte Methoden zur Seuchenbekämpfung zu halten, die man bei bisherigen Pandemien angewandt hatte (zum Beispiel eine Quarantäne für Erkrankte), wurden völlig überstürzt massive Lockdowns verordnet, die alle Gesunden unter Quarantäne stellten. Man schloss Geschäfte, Ämter, Parks und Kirchen und verbot öffentliche Versammlungen. Nur »systemrelevante« Geschäfte und Betriebe durften geöffnet bleiben – und natürlich waren es Politiker, die entschieden, was systemrelevant war und was nicht. Die Menschen wurden in zwei Klassen eingeteilt: diejenigen, die als »systemrelevant« galten und weiterhin arbeiten gehen durften, und alle anderen, deren Berufe »nicht systemrelevant« waren und die daher ihren Lebensunterhalt nicht mehr verdienen konnten.

Kleine Unternehmen und Dienstleister, die als »nicht systemrelevant« eingestuft wurden, mussten ihre Pforten schließen, während in den USA absurderweise jeder ungehindert Lebensmittelgeschäfte, Drogerien und Einkaufsmärkte von Großkonzernen wie Walmart, Target oder Home Depot aufsuchen durfte. Was wir hier im Namen der Volksgesundheit zugelassen haben, gab es so noch nie zuvor.

Nicht einmal während der jahrhundertelangen Pockenepidemien hatte es irgendwelche Lockdowns gegeben, obwohl das Pockenvirus hochansteckend ist und eine Todesfallrate von 30 Prozent hat. Auch hat man nie Geschäfte und Schulen geschlossen, um die Ausbreitung der Tuberkulose einzudämmen – einer ansteckenden Krankheit, deren Erreger sich auf demselben Weg verbreitet wie das Coronavirus und die eine wesentlich höhere Sterblichkeitsrate als COVID-19 hat.

In den USA galten Medienunternehmen, Krankenhäuser, Einkaufsmärkte, Spirituosengeschäfte und Marihuana-Ausgabestellen als systemrelevant, während Kindertagesstätten, Zahnärzte, Naturheilkundler, Familien- und Psychotherapeuten sowie Friseure schließen mussten. Sogar Ärzte und Krankenschwestern, deren Patienten nicht lebensnotwendige Behandlungen oder Operationen benötigten, wurden als nicht systemrelevant klassifiziert und durften ihrer Tätigkeit nicht mehr nachgehen. Dadurch wurden in den Vereinigten Staaten mehr als eine Million im Gesundheitswesen tätige Menschen arbeitslos.[3] Die Tatsache, dass ein Großteil der Bevölkerung nicht mehr zur Arbeit gehen durfte, verursachte Ängste und viel unnötigen Stress. Furcht und Panik breiteten sich immer weiter aus.

Die Gesundheitsbehörden behaupteten, dass die gefährlichsten Personen nicht die offensichtlich Kranken seien, sondern diejenigen, die zwar infiziert waren, aber keine Symptome aufwiesen. Genau diese Leute würden das Virus nämlich unwissentlich auf andere Menschen übertragen. Aus diesem Grund wies man alle an, Masken zu tragen und jederzeit – auch im Freien – mindestens 1,5 Meter Abstand voneinander zu halten. In New York City rief man die Einwohner dazu auf, all jene Mitbürger zu fotografieren und zu melden, die gegen die Social-Distancing-Regeln verstießen, indem sie einander auf der Straße zu nahe kamen. Menschen wurden verhaftet, weil sie keine Maske trugen, an einsamen Stränden spazieren gingen oder ihre Kinder zu menschenleeren Spielplätzen brachten. Kleinunternehmer, die Mühe hatten, ihre Familie zu ernähren, landeten im

Gefängnis, weil sie es gewagt hatten, ihre Geschäfte ohne behördliche Erlaubnis wieder zu öffnen. Gleichzeitig entließ man verurteilte tatsächliche Kriminelle aus den Haftanstalten, um die mögliche Verbreitung des Virus unter den Sträflingen einzudämmen. Viele dieser Leute wurden wegen Gewalttaten oder anderer Verbrechen bald wieder festgenommen.

Überall wurden Gesichtsmasken empfohlen – ja, viele Menschen verlangten sogar danach. Aber sind sie auch wirksam? Dr. Fauci besteht darauf, dass die Amerikaner Masken tragen sollen. In einem CNN-Interview versicherte er den Zuschauern, er wisse genau, wovon er rede: »Ich glaube doch, dass Sie mir und den anderen Experten vertrauen können.« Nur wenige Monate zuvor hatte sich genau dieser Dr. Fauci in den *CBS News* noch ganz anders zum Thema Mund-Nasen-Schutz geäußert: »Es gibt absolut keinen Grund dafür, mit einer Maske herumzulaufen.« Auch andere Volksgesundheitsexperten hielten die chirurgischen Masken für einen unzureichenden Schutz vor kleinen Schwebeteilchen und bemängelten, dass sie das Gesicht nicht ausreichend bedecken. »Ernsthaft, Leute – hört auf, diese Masken zu kaufen«, sagte Dr. Jerome Adams, der Sanitätsinspekteur der Vereinigten Staaten. »Sie verhindern nicht wirksam, dass sich die breite Öffentlichkeit mit dem Coronavirus ansteckt.«

Dr. Michael Klompas und einige seiner Kollegen von der Harvard Medical School und dem dortigen Brigham and Women's Hospital verfassten einen Artikel für das *New England Journal of Medicine*, der im Mai erschien. Darin hieß es:

> Wir wissen, dass das Tragen einer Maske außerhalb von Gesundheitseinrichtungen wenig bis gar keinen Schutz vor Infektionen bietet. [...] Die Chance, sich bei einer kurzen Begegnung im öffentlichen Raum mit COVID-19 anzustecken, ist aber ohnehin minimal. In vielen Fällen ist der Wunsch nach einer weitverbreiteten Maskierung nichts als eine Angstreaktion auf die Pandemie.[4]

Offenbar stimmt also nicht jeder mit der Meinung Dr. Faucis über die Notwendigkeit von Schutzmasken überein. Doch welchen Fachleuten sollen wir glauben? Laut Dr. Fauci sollen wir der Wissenschaft Glauben schenken. Aber was sagt die Wissenschaft zum Thema Mund-Nasen-Schutz? Nach Durchsicht aller veröffentlichen Studien zu diesem Thema beantwortete Dr. Denis Rancourt diese Frage folgendermaßen:

> Ich habe mir alle randomisierten kontrollierten Studien mit verifiziertem Ergebnis – das heißt, dass hier tatsächlich gemessen wurde, ob die betreffende Person infiziert war oder nicht – angesehen. Dabei stellte ich fest, dass in keiner einzigen dieser gut konzipierten Studien, die ohne eine bestimmte Erwartungshaltung an ihr Thema herangingen, das Tragen einer Maske einen statistisch signifikanten Vorteil erbrachte. Und wir reden hier von wirklich vielen qualitativ hochwertigen Studien. [...] Wenn es einen signifikanten Vorteil des Maskentragens zur Verringerung des Infektionsrisikos gäbe, hätte man ihn wenigstens in einer dieser Studien entdeckt. Dass er nirgends auftaucht, lässt wissenschaftlich gesehen nur einen Schluss zu: Es gibt keinen Beweis dafür, dass Masken einen Nutzen haben, was das Austreten oder Eindringen von Aerosolpartikeln betrifft. Es hilft den Menschen in Ihrer Umgebung nichts, wenn Sie eine Maske tragen, und es hilft auch Ihnen selbst nicht dabei, der Krankheit vorzubeugen.[5]

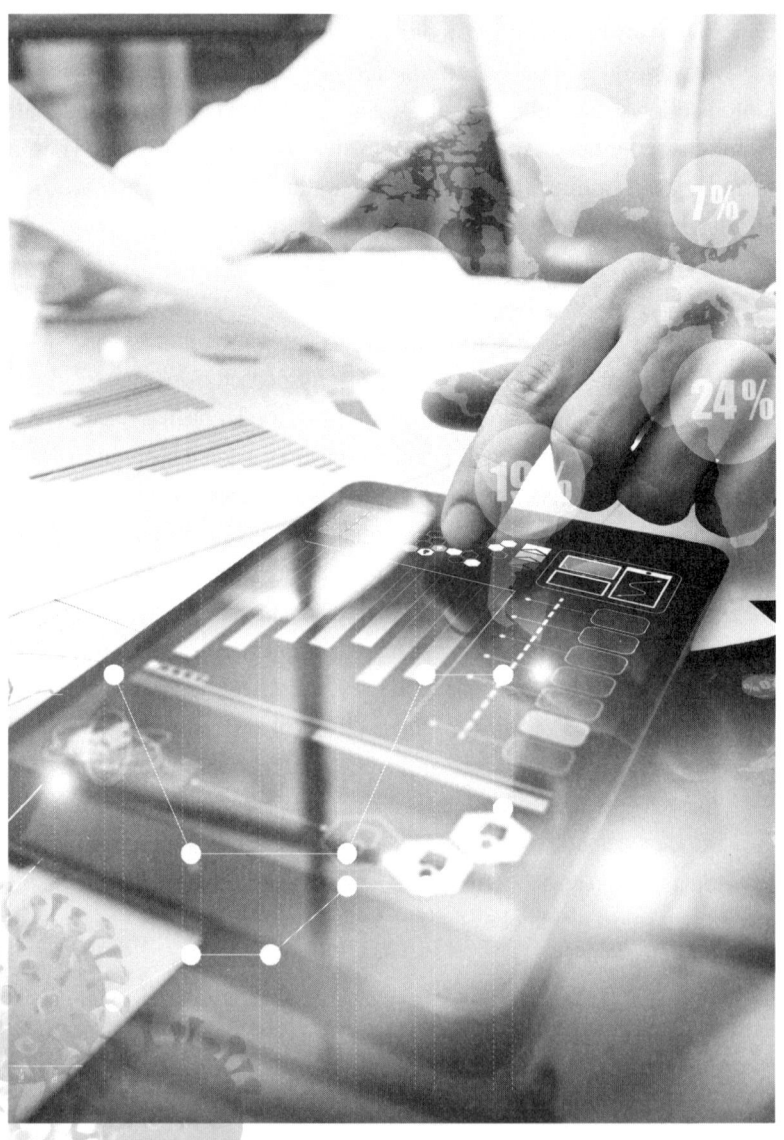

All die Einschränkungen und Vorschriften, die im Zuge der Pandemie über uns verhängt wurden, blieben praktisch ohne Wirkung. Die Verbreitung des Virus nahm ungeachtet der Lockdowns und anderer Maßnahmen, mit denen man die Kurve abflachen wollte, ihren Verlauf. Einer Studie von Professor Isaac Ben-Israel zufolge, dem Vorsitzenden der Israeli Space Agency und des National Council on Research and Development im israelischen Wissenschaftsministerium,

> geht die Ausbreitung des Virus nach 70 Tagen auf fast Null zurück, unabhängig davon, wo es zuschlägt und welche Maßnahmen die Behörden dagegen ergreifen. [...] Unsere Analyse zeigt, dass es sich dabei um ein fixes und länderübergreifendes Muster handelt. Überraschenderweise ist dieses Muster sowohl in Ländern mit einem strengen, die Wirtschaft lahmlegenden Lockdown als auch in Staaten zu beobachten, die eine sehr viel tolerantere Politik betrieben und das normale Leben fortgesetzt haben.[6]

Manipulierte Statistiken

Es ist kein Geheimnis, dass die Pharmariesen die Handlungsweise von Politikern, Gesundheitsbehörden und Ärzten kontrollieren. Die Pharmaindustrie hat die WHO ebenso in der Tasche wie die amerikanischen Centers of Disease Control and Prevention (CDC) und viele andere Organisationen und Institutionen in den USA, Europa und anderswo. Sie alle werden von der Pharmabranche und deren Mitverschwörern – der Bill & Melinda Gates Foundation – mit Förderungen und Spenden versorgt. Und wie bei den Medien beeinflusst auch hier der Geldfluss, was die entsprechenden Organisationen sagen und tun. Ihre mächtigen finanziellen Wohltäter animierten sie dazu (und leiteten sie in vielen Fällen sogar genau an), die ganze Geschichte unverhältnismäßig aufzublasen und als viel größere Gesundheitskrise darzustellen, als das gerechtfertigt gewesen wäre.

Die CDC sandten einen Erlass an Krankenhäuser und Gesundheitsdienstleister, in dem diese angewiesen wurden, Sterbefälle unabhängig von der tatsächlichen Todesursache auf COVID-19 zurückzuführen.[7] Wenn der Patient positiv getestet wurde oder auch nur Symptome einer Atemwegserkrankung – wie Fieber oder Husten, die auch bei einer saisonalen Grippe auftreten können – aufwies, wurde sein Tod den COVID-19-Sterbefällen zugerechnet. Menschen, die bereits an unheilbaren Krankheiten litten, sich im Hospiz oder Krankenhaus befanden und dort an Herzinfarkten, Nierenversagen oder Krebs verstarben, ja, sogar Verkehrstote und Selbstmordopfer wurden zu den virusbedingten Todeszahlen hinzuaddiert, wenn der Verdacht bestand, dass sie mit SARS-CoV-2 infiziert gewesen sein könnten.[8] Bestattungsunternehmer aus New York City berichteten beispielsweise, dass Ärzte COVID-19 als Todesursache »für alles« angegeben hätten. Sämtliche Sterbefälle wurden unabhängig von der realen Ursache als COVID-19-bezogen gemeldet.[9]

Die Gesundheitsbehörden warnten vor jeder Lockerung der strengen Isolationsmaßnahmen. Würden die Geschäfte wieder öffnen und die Menschen aus dem Haus gehen dürfen, so erzählte man uns immer wieder, so würde die Anzahl der COVID-19-Fälle sofort wieder ansteigen. Und sie schienen recht zu haben: Als im Juni und Juli die Maßnahmen gelockert wurden, kam es tatsächlich zu einem drastischen Anstieg der Infektionszahlen. Aber stimmten diese Zahlen? Anscheinend nicht. Die Zahl der ins Krankenhaus eingewiesenen Personen hatte zwar zugenommen, doch die Sterblichkeitsrate ging weiterhin zurück. Die meisten Patienten, die ins Krankenhaus kamen, waren überhaupt nicht mit dem Coronavirus infiziert. Es handelte sich vielmehr um die Abertausenden Menschen, die schon Monate zuvor eine medizinische Behandlung gebraucht hätten, aber auf dem Höhepunkt des Ausbruchs nicht ins Krankenhaus gehen durften oder zu viel Angst davor hatten. Sobald die Einschränkungen aber aufgehoben worden waren, strömten sie in die Kliniken, um die dringend nötigen Behandlungen für andere Krankheiten zu erhalten. Viele von ihnen wurden dabei routinemäßig auf COVID-19 getestet – und die Anzahl der positiven Testergebnisse deutete auf einen hohen Anstieg akuter Infektionen hin. Auch darauf stürzten sich die Medien natürlich sofort und sprachen unheilvolle Warnungen vor einem Wiederaufflammen der Krankheit aus – der berühmten »zweiten Welle«.

Die COVID-19-Mortalität sank jedoch weiterhin, weshalb die Medien auch nie über gestiegene Todeszahlen (die es ja nicht gab) berichteten, sondern nur über steigende Fallzahlen. Und selbst die Zahl der angegebenen Fälle war absolut falsch. Wie Rechercheure in Florida herausfanden, hatte man wieder einmal die Daten manipuliert. Aus diesem US-Bundesstaat wurde – wie aus vielen anderen Orten auch – eine große Anzahl von Fällen gemeldet. Doch als die Rechercheure die entsprechenden Zahlen unter die Lupe nahmen, stellten sie fest, dass einige der an den Tests beteiligten Labors beinahe 100 Prozent positive Ergebnisse gemeldet hatten und aus manchen Labors überhaupt keine negativen Testergebnisse vorlagen. Solche Angaben sind naturgemäß völlig absurd. Die Aufdecker kontaktierten jedes der Labors und stellten auffällige Unterschiede zu den Berichten der Gesundheitsbehörde des Bundesstaats fest. Von Orlando Health war zum Beispiel eine Rate von 98 Prozent positiver Tests vermerkt worden; dabei ging aus den Krankenhausunterlagen hervor, dass die Rate in Wahrheit nur 9,4 Prozent betrug. Aus dem Orlando Veterans Medical Center hatte das Gesundheitsministerium eine Rate von 76 Prozent gemeldet, während sie tatsächlich bei 6 Prozent lag.[10] Demnach war die Sterblichkeit deshalb so gering, weil die Anzahl der Fälle insgesamt zurückgegangen war.

Offensichtlich waren die Zahlen gefälscht worden, um noch mehr Angst zu erzeugen. Daten werden manipuliert, damit sie den schlimmen Vorhersagen der Computermodelle entsprechen. Das alles weist unmissverständlich darauf hin, dass wir den Statistiken, die uns die Medien vorsetzen, nicht trauen dürfen.

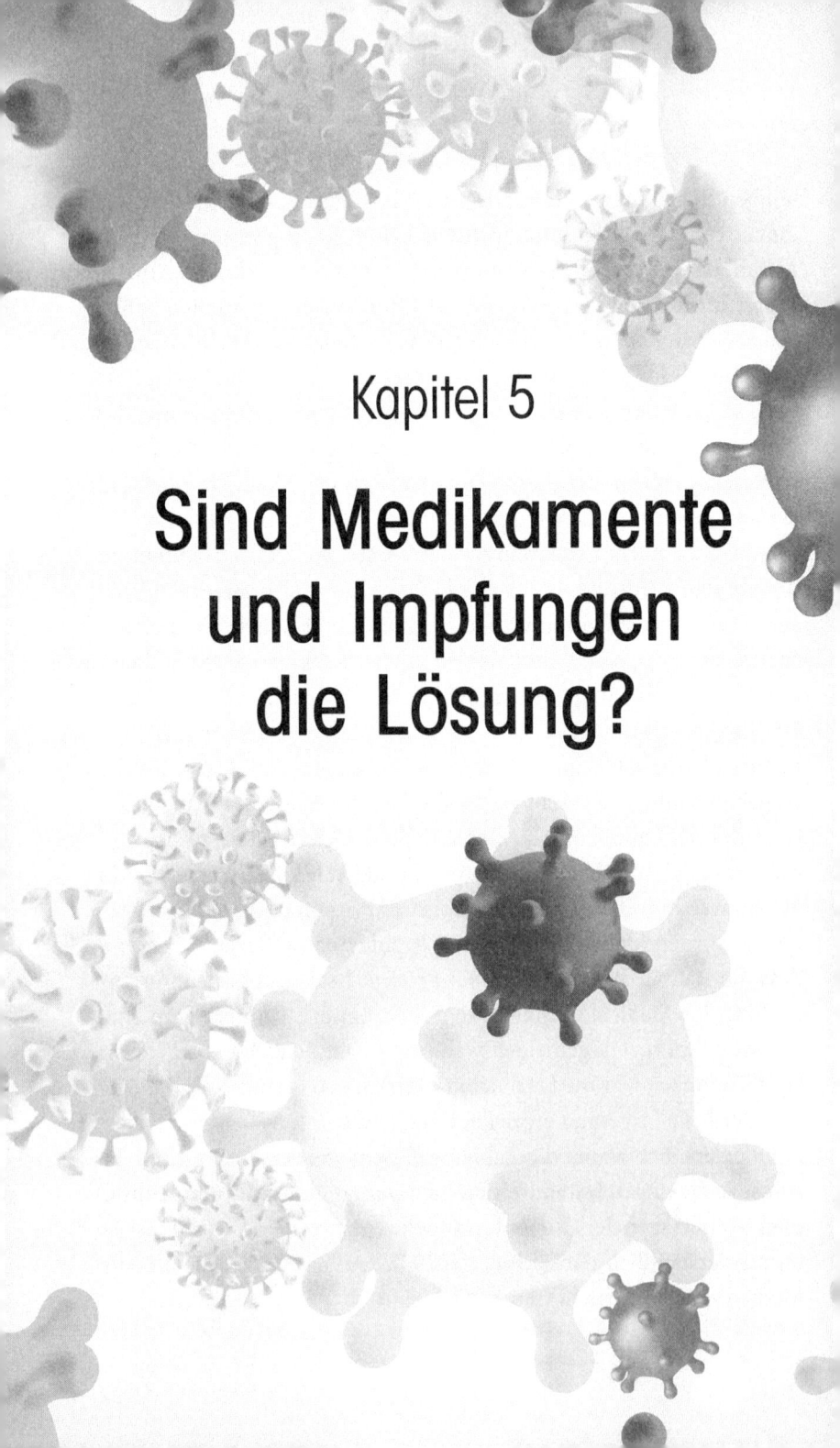

Kapitel 5

Sind Medikamente und Impfungen die Lösung?

Funktionierende Lösungen werden ignoriert, zensiert und attackiert

Noch nie in der Menschheitsgeschichte ist es vorgekommen, dass Gesundheitsaufklärung so offensiv zensiert und in manchen Fällen sogar aktiv bekämpft wurde. Heute ist nur mehr ein einziger Standpunkt erlaubt. Sobald auch nur die Rede davon ist, dass natürliche oder alternativmedizinische Lösungen eventuell hilfreich sein könnten, wird ein Verbot ausgesprochen. Sogar Diskussionen über harmlose gesundheitliche Maßnahmen wie die Einnahme von Vitaminergänzungsmitteln werden untersagt oder ins Lächerliche gezogen.

Dabei stärkt Vitamin D nachweislich das Immunsystem und ist eine wirksame Waffe gegen Coronaviren.[1,2] In den ersten Tagen der Pandemie habe ich mir ein YouTube-Video angesehen, in dem eine Ärztin erklärte, wie Vitamin D SARS-CoV-2 stoppen könne. Sie schilderte ausführlich, wie das Vitamin zur Inaktivierung des Virus beiträgt, und zitierte über ein Dutzend Studien, die jede ihrer Aussagen mit veröffentlichten Forschungsergebnissen untermauerten. 2 Monate später wollte ich mir das Video noch einmal ansehen, musste aber feststellen, dass Google es im Rahmen seiner Zensurkampagne gegen »Fake News« gelöscht hatte. Auch viele andere YouTube-Videos von Ärzten und Wissenschaftlern, darunter solchen mit hervorragenden Referenzen, waren gelöscht werden. Damit versuchte man, sämtliche Informationen über naturmedizinische Lösungen zu zensieren, obwohl genau diese Alternativtherapien das Potenzial haben, Hunderttausende Leben zu retten, die Ängste der Menschen zu mildern und ihnen neue Hoffnung zu geben.

Es genügt schon, 40 Prozent unserer Haut für 15 bis 30 Minuten pro Tag dem direkten Sonnenlicht auszusetzen, um eine weitgehende Resistenz gegen COVID-19 aufzubauen, denn die ultraviolette Strahlung der Sonne sorgt dafür, dass die menschliche Haut Vitamin D produziert. Dieses Vitamin verbessert die Leistungsfähigkeit des Immunsystems gewaltig und schützt uns vor Vireninfektionen.[3] Aus diesem Grund sind Krankheiten wie Erkältungen oder Influenza auch saisonal bedingt. Sie treten am häufigsten in den Wintermonaten auf, wenn die Menschen die meiste Zeit in geschlossenen Räumen verbringen, und nehmen im Frühjahr und Sommer ab, wenn sie nach draußen gehen und mehr Sonnenlicht tanken. Dies ist eine sehr einfache und kostenlose Strategie zur Vermeidung von Virusinfektionen, einschließlich COVID-19.

Ein niedriger Vitamin-D-Spiegel im Blut macht für die Infektion mit dem Coronavirus anfälliger. Studien haben erwiesen, dass Personen mit COVID-19 einen niedrigen Vitamin-D-Spiegel haben[4] und dass mit steigendem Vitamin-D-Spiegel die Wahrscheinlichkeit für einen durch COVID-19 herbeigeführten Tod abnimmt.[5] Wie man an der Grafik rechts sieht, ist dieses Muster in der europäischen Bevölkerung deutlich erkennbar. Ein Abgleich der COVID-19-Todesfälle mit dem jeweiligen Vitamin-D-Spiegel im Blut zeigt eine Abnahme der Sterbewahrscheinlichkeit mit zunehmendem Vitamin-D-Spiegel. Italien und Spanien, wo die Bevölkerung Vitamin-D-Spiegel hat, die zu den niedrigsten der Welt zählen, wurden von COVID-19 besonders stark getroffen. Vor allem ältere Menschen haben im Allgemeinen niedrigere Vitamin-D-Spiegel und sind dadurch anfälliger für das Coronavirus. Wie aus der Grafik ersichtlich ist, gab es unter Senioren in beiden erwähnten Ländern den höchsten Prozentsatz an Todesfällen.[6]

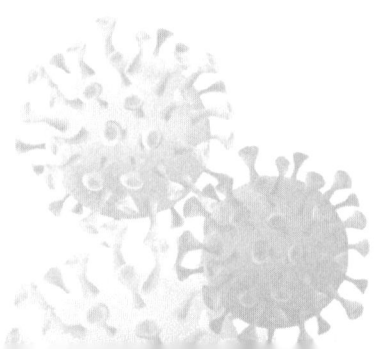

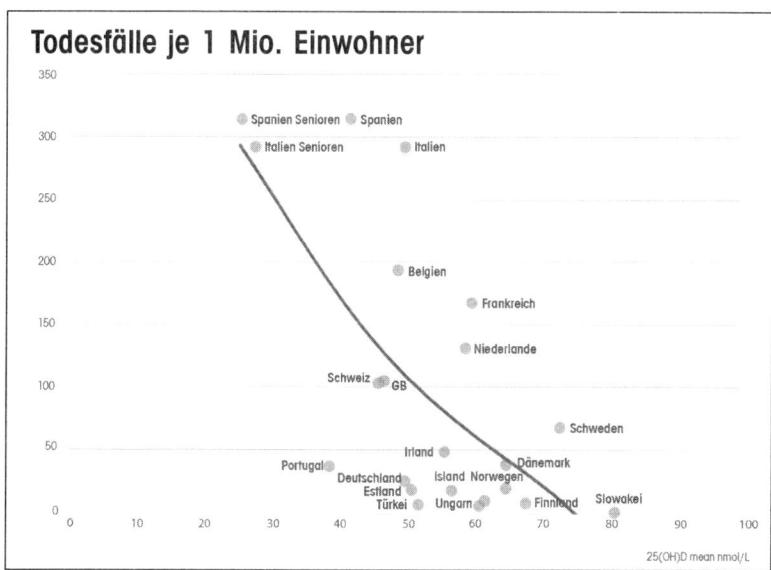

Todesfälle je 1 Mio. Einwohner – Spanien/Senioren – Spanien – Italien/Senioren – Italien – Belgien – Frankreich – Niederlande – Schweiz – GB – Schweden – Irland – Dänemark – Portugal – Deutschland – Island – Norwegen – Estland – Türkei – Ungarn – Finnland – Slowakei – 25(OH)D in nmol/l

Wenn nicht ausreichend Sonnenlicht zur Verfügung steht, kann man alternativ Nahrungsergänzungsmittel einnehmen. Die offiziellen Empfehlungen für die Vitamin-D-Einnahme liegen zwischen 400 und 600 IE täglich. Diese Werte basieren auf der für die Knochengesundheit erforderlichen Menge, liegen aber nicht hoch genug, um vor COVID-19 zu schützen. Erwachsene müssen etwa 4000 IE pro Tag einnehmen, um den Blutspiegel zu erreichen, der laut Studien gegen das Coronavirus schützt.[7]

Vitamin C wurde ebenfalls empfohlen und wird in einigen Krankenhäusern auch zur Behandlung von COVID-19-Patienten eingesetzt. Gegenwärtig laufen Studien zur Bestätigung der Wirksamkeit von hochdosiertem Vitamin C bei der Behandlung der Infektion.[8] Auch Quercetin, Zink und molekularer Wasserstoff wurden bereits als mögliche Mittel zur Bekämpfung des Coronavirus empfohlen.[9, 10]

Trotzdem werden Informationen über Vitamine und andere Natur-
heilverfahren nach wie vor vehement unterdrückt und zensiert.

Behördenmitarbeiter gehen gegen Ärzte vor, die sich für natürliche
COVID-19-Behandlungen einsetzen – es genügt, dass sie über das
Thema sprechen. Zwei Ärzte aus Michigan wurden angewiesen, weder weiterhin über natürliche Behandlungsmethoden für COVID-19
zu reden noch diese anzuwenden. Dr. David Brownstein hatte in seinem Blog über diverse vitaminbasierte Behandlungsprotokolle für
die Virusinfektion geschrieben, als er von der Federal Trade Commis-
sion – der amerikanischen Bundeshandelskommission – die überra-
schende Nachricht erhielt, er dürfe über das Thema weder bloggen
noch anderorts Beiträge, Tweets oder E-Mails dazu veröffentlichen
oder versenden. Seine Blogs zum besagten Thema wurden gelöscht.

Ende April stürmten Bundesagenten in Einsatzkleidung zusammen mit Beamten des Ministeriums für Gesundheitspflege und Soziale Dienste der Vereinigten Staaten das Allure Medical Spa und
schlossen es. Der amtliche Überfall war offensichtlich eine Reaktion
auf die Ankündigung des Institutsgründers Dr. Charles Mok, allen
systemrelevanten Arbeitnehmern in Michigan, die dem Risiko einer
COVID-19-Infektion ausgesetzt waren, eine intravenöse Vitamin-C-
Therapie anzubieten.[11]

YouTube löschte die Videoaufzeichnung einer Pressekonferenz zweier Ärzte aus Kalifornien, die behauptet hatten, dass die
COVID-19-Sterblichkeitsrate niedriger sei als allgemein berichtet
und dass der Zwang, sich über längere Zeit in geschlossenen Räumen aufzuhalten, das Immunsystem der Betroffenen schädigen könne. Zum Zeitpunkt der YouTube-Zensur war das Video bereits mehr
als 5 Millionen Mal angesehen worden. Dass bei solchen Zensurmaßnahmen auch die Referenzen eines Fachmanns keine Rolle spielen,
zeigt das Beispiel eines Videos von Dr. Knut Wittkowski, dem ehemaligen Leiter der Epidemiologie-Abteilung im Zentrum für klinische
und translationale Medizin an der Rockefeller University: Es wurde

gelöscht, weil er es gewagt hatte, die Lockdowns zu kritisieren. Die Liste ließe sich schier endlos fortsetzen.

Die Social-Media-Giganten sind zur inoffiziellen Promotion-Abteilung der Pharmabranche geworden. Sie werben offensiv für die Pläne und Ansichten der Arzneimittelhersteller und zensieren alle »Abweichler«. Als Privatunternehmen sind diese Internetfirmen nicht an die staatlich zugesicherte Rede- und Meinungsfreiheit gebunden und können jede Äußerung blockieren, die ihnen nicht ins Konzept passt.

Die Lockdowns waren eine clever ausgedachte und von langer Hand geplante Strategie, die Menschen voneinander zu isolieren und den Austausch von Ideen und Lösungen zu verhindern, die den Status quo infrage stellen könnten. Wenn man nicht mehr in Gruppen zusammentreffen darf, können Informationen nur mehr über soziale Medien verbreitet werden. Durch die Zensurmaßnahmen von Facebook, Twitter, YouTube und vergleichbaren Plattformen wurde dieser Austausch von Wissen und Ideen jedoch unterbunden.

Auf Beschwerden über Zensur erwiderte YouTube-CEO Susan Wojcicki in einem CNN-Interview, YouTube werde alle Videos verbieten, die den Erklärungen und Richtlinien der WHO zum Coronavirus widersprächen, zu welch Letzteren auch die Anweisungen zum Daheimbleiben und Maskentragen gehörten.

Dazu muss man wissen, dass die WHO-Führung von der Bill & Melinda Gates Foundation kontrolliert wird und aus diesem Grund sehr parteiisch ist. Manchmal werden wahrheitsgemäße Informationen von ehrlichen Wissenschaftlern, die für die WHO tätig sind, online veröffentlicht, um kurz danach widerrufen und revidiert zu werden. Infolgedessen sind die Informationen, die von der Weltgesundheitsorganisation über die Pandemie verbreitet wurden, widersprüchlich und oft fehlerhaft.[12] Dies gilt beispielsweise für die Behauptung, dass gegen das Coronavirus entwickelte Antikörper keine Immunität gegen das Virus verleihen – eine Nachricht, die nur Stun-

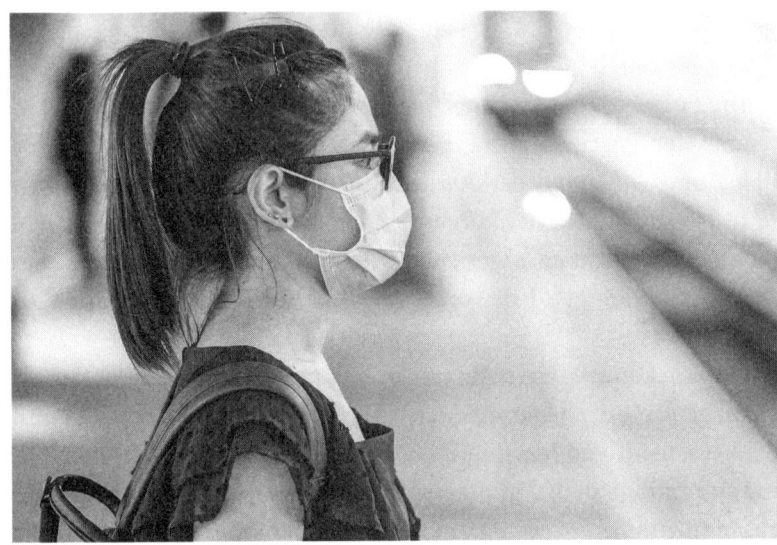

den später gelöscht und durch die Meldung ersetzt wurde, dass Antikörper wahrscheinlich »ein gewisses Maß an Schutz bieten«. Am
6. April 2020 veröffentlichte die WHO eine Anleitung, in der es hieß,
dass gesunde Menschen keine Gesichtsmasken tragen müssten und
diese ohnehin keinen zusätzlichen Schutz vor dem Coronavirus bieten würden.[13] Am 5. Juni änderte sie dann ihre Aussage dahingehend,
dass jeder eine Maske tragen müsse. Frau Wojcicki erwähnte leider
nicht, wie YouTube mit diesen plötzlichen Wendungen in den WHO-
Empfehlungen umzugehen gedenkt.

Zur selben Zeit zensierte Facebook, das von mehr als 50 Prozent
aller Amerikaner benutzt wird, wiederholt Gruppen, die Anti-Lock-
down-Proteste organisieren wollten. »Ereignisse, die sich den be-
hördlichen Anordnungen zum Social Distancing widersetzen, sind
auf Facebook nicht erlaubt«, kommentierte das ein Sprecher des
Social-Media-Netzwerks. Am 13. Mai führte Facebook seine bisher
wohl aggressivste Aktion durch, als es die 380 000 Mitglieder zäh-
lende Gruppe »Michiganders Against Excessive Quarantine« [auf

Deutsch etwa: »Einwohner von Michigan gegen unverhältnismäßige Quarantänemaßnahmen«] – eine der ersten Anti-Lockdown-Gruppen – kurzerhand von seinen Seiten entfernte. Was Meinungen zum Thema Coronavirus betrifft, gibt es in den sozialen Medien eindeutig keine Meinungsfreiheit.

Selbst kostengünstige generische Arzneimittel wie das Malaria-Medikament Hydroxychloroquin werden als gefährlich angeprangert, weshalb man auch sämtliche Informationen dazu unterdrückt. Hydroxychloroquin ist seit etwa 60 Jahren in Gebrauch und erwies sich auch gegen das Coronavirus als wirksam. Und das ist keine neue Erkenntnis, denn bereits 2005 wurde in Studien die antivirale Wirkung dieses Arzneistoffes gegen SARS-CoV, den direkten Vorläufer von SARS-CoV-2, nachgewiesen. Die Annahme, dass Hydroxychloroquin auch in der aktuellen Epidemie – insbesondere in Kombination mit Zink – von Nutzen sein könnte, war also nur folgerichtig und ließ sich auch verifizieren. [14, 15] Schon relativ frühzeitig gaben eine französische Studie sowie Behandlungsergebnisse mehrerer Ärzte, die das Medikament einsetzten, Anlass zur Hoffnung. Hydroxychloroquin wurde übrigens nicht nur zur Bekämpfung von Coronaviren, sondern auch zur Behandlung von Arthritis, Lupus, Diabetes und Krebs eingesetzt. [16, 17] Da das Patent auf dieses Medikament schon vor Jahren abgelaufen ist, ist es sehr preiswert und weit verbreitet. Seit Jahrzehnten ist Hydroxychloroquin in Verwendung und galt die ganze Zeit über als sicher – doch nun heißt es plötzlich, es sei gefährlich und könne Herzrhythmusstörungen verursachen. In aller Eile wurden Studien durchgeführt, die das Arzneimittel für die Behandlung von COVID-19 evaluieren sollten. Und siehe da, die Ergebnisse der Studien zeigten, dass die Anwendung von Hydroxychloroquin angeblich nicht nur nutzlos, sondern auch riskant sei.

Warum geht man mit solcher Vehemenz gegen dieses Medikament vor? Könnte das vielleicht daran liegen, dass es eine billige Lösung ist, die patentgeschützte und teure neue Virostatika und Impfstoffe überflüssig macht? Da positive Urteile über Hydroxychloroquin die Gewinne der Pharmafirmen empfindlich schmälern würden, müssen sie das Medikament natürlich attackieren und von seiner Verwendung abraten. Bei besagter Studie, die die Nutzlosigkeit und Gefährlichkeit von Hydroxychloroquin erbracht haben sollte, stellte sich bald heraus, dass sie voller Ungereimtheiten steckte, sodass Ärzte forderten, die ihr zugrunde liegenden Daten noch einmal zu überprüfen. Zuerst weigerten sich die Autoren der Studie, ihre Daten herauszugeben, dann mussten sie unter dem Druck der interessierten Öffentlichkeit jedoch zugeben, dass ihnen gar nicht alle Daten vorlagen. Das Unternehmen, das die Autoren zur Analyse der Daten herangezogen hatten, weigerte sich nun, zu kooperieren und die Informationen an unabhängige Gutachter weiterzugeben. Wie es schien, waren dort gefälschte Daten verwendet worden. Um ihr Gesicht zu wahren, zogen die Autoren gleich zwei Studien aus medizinischen Fachzeitschriften zurück – eine, die in *The Lancet* erschienen war, und die andere aus dem *New England Journal of Medicine.*[18]

Es wurden noch weitere Studien veröffentlicht, die alle zu dem Schluss gelangten, dass Hydroxychloroquin gegen COVID-19 unwirksam sei. Sieht man sich aber die Daten an, die für diese Studien verwendet wurden, dann stellt man fest, dass dabei sehr hohe toxische Dosen des Medikaments verwendet und Patienten verabreicht wurden, deren Erkrankung bereits weit fortgeschritten war. Es ist merkwürdig, dass Kritiker von Hydroxychloroquin einerseits behaupten, das Medikament sei für eine Behandlung von COVID-19 zu toxisch, und andererseits in denselben Studien mit Dosierungen arbeiten, die weit über den empfohlenen liegen. Zudem ist Hydroxychloroquin wie die meisten Virostatika am wirksamsten, wenn die Behandlung damit so früh wie möglich begonnen wird. Je weiter die Infektion fortschreitet, desto schwieriger ist sie zu behandeln. In den besagten Studien war die Erkrankung aber stets schon weit fortgeschritten. Dazu kommt, dass in keiner der Studien Zink erwähnt wird, obwohl die antivirale Wirkung von Hydroxychloroquin durch die Kombination mit Zink bekanntermaßen verstärkt wird. Das Medikament wirkt wie ein Schlüssel, der genau die Tür in der Zellmembran öffnet, durch die Zink in die Zelle eindringen kann. Zink hindert das Virus dann an der Vermehrung. Auffällig ist auch, dass die erwähnten Studien von der Bill & Melinda Gates Foundation, der WHO und anderen Organisationen finanziert wurden, die allesamt ein Eigeninteresse haben und nicht wollen, dass dieses Medikament zur Behandlung von COVID-19 eingesetzt wird.

Wie es scheint, waren diese Studien so angelegt, dass sich das Medikament einfach als Fehlschlag erweisen und sogar nachteilige Auswirkungen haben musste. Dennoch wurden sie vielfach als Beweis dafür herangezogen, dass Hydroxychloroquin wirkungslos und potenziell gefährlich sei. Man verbreitete Falschinformationen und setzte sie damit als Marketingwerkzeuge ein. Wenn aber in den von der Pharmabranche gesteuerten Medien Fake News erscheinen, sollte uns das zu denken geben: Wer ist es denn wirklich, der uns da mit gefälschten Gesundheitsnachrichten beliefert?

Kurz nach diesen fehlerhaften Studien erschien eine qualitativ hochwertige neue Studie von Forschern des Henry Ford Health System, aus der hervorgeht, dass eine Behandlung mit Hydroxychloroquin die Sterblichkeitsrate von an COVID-19 erkrankten stationären Patienten signifikant senkt. Die groß angelegte Studie hatte 2541 Patienten analysiert, die zwischen dem 10. März und dem 2. Mai 2020 in eines der sechs Krankenhäuser des Henry Ford Health System eingeliefert worden waren. Laut ihren Resultaten waren 13 Prozent aller Patienten, die ausschließlich mit Hydroxychloroquin behandelt worden waren, im Vergleich zu 26,4 Prozent verstorben, die kein Hydroxychloroquin erhalten hatten. Durch das Medikament konnte die Sterblichkeitsrate also halbiert werden. Diese Studie kam nicht aus einer mysteriösen Datenbank von fragwürdiger Zuverlässigkeit, sondern war das direkte Ergebnis der Untersuchung echter Patienten mit realen Diagnosen und unter ärztlicher Aufsicht. Aus ihr ging auch hervor, dass bei der Behandlung mit Hydroxychloroquin keine unerwünschten Nebenwirkungen irgendwelcher Art aufgetreten waren.

»Unsere Analyse zeigt, dass der Einsatz von Hydroxychloroquin dazu beigetragen hat, Leben zu retten«, sagte der Neurochirurg Dr. Steven Kalkanis, CEO der Henry Ford Medical Group sowie leitender Vizepräsident und Chief Academic Officer von Henry Ford Health System.

> Als Ärzte und Wissenschaftler sehen wir uns die Daten an, um Erkenntnisse zu gewinnen. Und die vorliegenden Daten zeigen eindeutig, dass der Einsatz des Medikaments zur Behandlung für kranke, hospitalisierte Patienten positive Ergebnisse erbracht hat.[19]

Der mit einem bedeutenden französischen Forschungspreis ausgezeichnete Mikrobiologe Didier Raoult ist Experte für Infektionskrankheiten und Gründer sowie Leiter des Forschungskrankenhauses Institut Hospitalo-Universitaire (IHU) Méditerranée Infection. Er berichtete, dass eine Kombination aus Hydroxychloroquin und Azithromycin (einem Antibiotikum zur Behandlung von Sekundärinfektionen), die unmittelbar nach der Diagnose verabreicht wurden, bei 91,7 Prozent der Patienten zur Genesung und zu einem Fehlen des Coronavirus in Nasenabstrichen geführt habe.[20] Laut Dr. Vladimir Zelenko habe eine Kombination aus Hydroxychloroquin, Azithromycin und Zinksulfat, die über 5 Tage verabreicht wurde, zu einer nahezu 100-prozentigen Genesungsrate bei COVID-19-Patienten geführt, wenn sie innerhalb von 5 Tagen nach Auftreten der Symptome verabreicht wurde. Zelenko wies in einer klinischen Studie nach, dass bei den Patienten, die die Dreifachkombination Hydroxychloroquin-Azithromycin-Zinksulfat erhalten hatten, 5-mal weniger Todesfälle zu verzeichnen waren als bei einer konventionellen Behandlung.[21] Aufgrund dieser Resultate macht Zelenko allen Ärzten und Mitarbeitern des öffentlichen Gesundheitswesens, die von der Behandlung mit Hydroxychloroquin abraten, den Vorwurf, des Massenmords schuldig zu sein.

Alle positiven Informationen über Hydroxychloroquin werden aktiv zensiert. Eine Gruppe von Ärzten, die das Medikament erfolgreich angewendet hatten, veröffentlichte Filmmaterial über ihre diesbezüglichen Erfahrungen und Behandlungserfolge. Sobald sich ihre Pro-Hydroxychloroquin-Aussagen schneller als ein Virus verbreiteten, wurden sie von Facebook, YouTube und Twitter blockiert. Der Vorwurf lautete, wie gehabt, auf Fake News.

Eine Ärztegruppe, die sich als America's Frontline Doctors [zu Deutsch etwa: »Amerikas Ärzte an vorderster Front«] bezeichnet, hatte eine Website, die nach der Zensur ihres Videos durch das Social-Media-Monopol plötzlich verschwand. Wer die Site besuchen will, sieht nur mehr die Nachricht »website expired« [zu Deutsch: »Website erloschen«]. Die Herrscher über die sozialen Medien gestatteten es diesen Ärzten nicht, ihre medizinischen Beobachtungen und Meinungen mitzuteilen, und auch in den Mainstream-Medien kamen sie nicht direkt zu Wort. Und als ob das Löschen ihres Videos und ihrer Website nicht schon genug wäre, bemühten sich Trolle in Diskussionsgruppen und den sozialen Medien mit aller Macht, die Frontline Doctors als Quacksalber oder Betrüger zu denunzieren, die nur schnelles Geld machen wollten. Beim Versuch, sie in Misskredit zu bringen, wurden sogar die privaten und religiösen Überzeugungen der Ärzte angegriffen.

Doch es gibt noch andere Ärzte, die sich an die vorderste Front wagen, um sich für den Einsatz von Hydroxychloroquin zur COVID-19-Behandlung einzusetzen. In den Vereinigten Staaten finden sich immer wieder Ärzte, die das Medikament still und heimlich ihren Patienten, Freunden und Angehörigen verschreiben. Einer von ihnen ist Dr. Harvey Risch, Mediziner und Professor für Epidemiologie an der Yale School of Public Health. Dr. Risch hat mehr als

300 von Fachkollegen begutachtete medizinische Artikel verfasst und bekleidet leitende Positionen in den Redaktionsvorständen mehrerer führender medizinischer Fachzeitschriften. Wem wollen Sie glauben? Dr. Risch und seinen Ärztekollegen, die bei der Behandlung von COVID-19-Patienten über Erfahrung aus erster Hand verfügen? Oder lieber den Eigentümern von Facebook, Google und Twitter sowie den Journalisten von CNN und der *New York Times*, die keinen einzigen Tag an einer medizinischen Fakultät zugebracht haben? »Zehntausende Patienten mit COVID-19 sterben unnötigerweise«, schrieb Dr. Risch in der *Newsweek*-Ausgabe vom 23. Juli 2020:

> Glücklicherweise lässt sich diese Situation schnell und einfach bereinigen. Ich beziehe mich hier natürlich auf das Medikament Hydroxychloroquin. Wenn dieses preisgünstige Medikament sehr früh im Krankheitsverlauf oral verabreicht wird, [...] hat es sich als sehr wirksam erwiesen, vor allem in Kombination mit den Antibiotika Azithromycin oder Doxycyclin und dem Nahrungsergänzungsmittel Zink.

In seinem Artikel führte Dr. Risch dann acht weitere von Fachkollegen begutachtete Studien an, die Hydroxychloroquin eine Wirksamkeit bei der Behandlung von COVID-19 bescheinigen. Dennoch wurden Stimmen zensiert, die sich für die Anwendung des Medikaments einsetzten. In manchen juristischen Zuständigkeitsbereichen wurde Ärzten sogar verboten, das Medikament zu verschreiben. »Mir sind selbst zwei Fälle von Kollegen bekannt, die mit diesen Arzneimitteln das Leben von Hunderten Patienten gerettet haben und jetzt gegen die staatlichen Gesundheitsbehörden kämpfen müssen, um ihre Zulassungen und ihren Ruf zu retten«, schrieb Dr. Risch, »die Verfahren gegen sie entbehren jeder wissenschaftlichen Grundlage.« Wie Dr. Li Wenliang in Wuhan, der wegen des angeblichen Verbreitens von Gerüchten gerügt und zum Schweigen verdonnert wurde, werden heute amerikanische Ärzte bestraft und zensiert, weil sie, wie es heißt, »Gerüchte« oder, wie die Medien es nennen, »Fake News« verbreiten.

Vertreter des Gesundheitswesens und staatliche Behörden raten aktiv von der Anwendung jedweder derzeit verfügbaren (und kostengünstigen) Behandlung ab, die helfen könnte. In Ermangelung eines Impfstoffs oder einer anderen medikamentösen Behandlung wäre zwar jede wirksame Behandlungsmethode gegen COVID-19 hilfreich – doch es gibt Kräfte, die offensiv dagegen vorgehen. Wir sollen lieber alle abwarten, bis neue – und teure – Medikamente zur Verfügung stehen.

Medikamente und Impfungen werden als einzige Lösungen propagiert

Politiker und Vertreter der Gesundheitsbehörden behaupten beharrlich, dass nur neu entwickelte – das heißt durch Patente geschützte und teure – Virostatika und Impfstoffe das Virus stoppen könnten. Ihrer öffentlich verlautbarten Ansicht zufolge steht uns derzeit kein Mittel zur Bekämpfung der Krankheit zur Verfügung (schon wieder Fake News ...). Impfstoffhersteller bekamen mit einem beschleunigten Zulassungsverfahren grünes Licht dafür, im Schnellverfahren Impfungen zu entwickeln und diese weltweit verfügbar zu machen. Politiker deuten bereits die Möglichkeit von Zwangsimpfungen an. Ungeimpfte Kinder sollen nicht mehr die Schule besuchen dürfen. Pflegepersonal und Ersthelfer hätten ohne Impfung Arbeitsverbot. Jeder Mensch soll überwacht und markiert werden, um festzustellen, ob er mit dem Virus infiziert war und geimpft ist. Die Impfung wäre für alle obligatorisch. Der bereits erwähnte NIAID-Direktor Dr. Anthony Fauci ist in den USA seit Anbeginn der Pandemie die Schlüsselfigur der Coronavirus-Taskforce. Er besteht darauf, dass alle amerikanischen Bürger so lange im Lockdown bleiben und Social

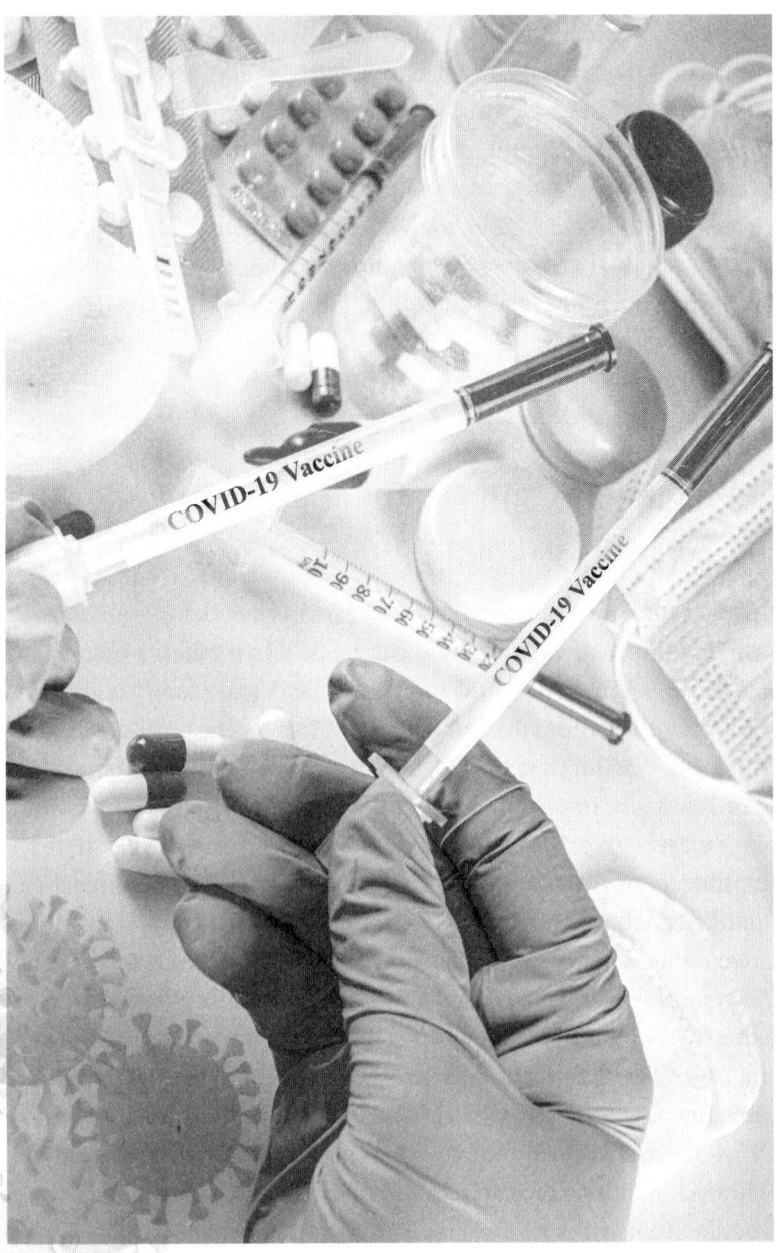

Distancing betreiben, bis ein Impfstoff verfügbar ist und alle geimpft wurden. Erst dann sollen die Maßnahmen aufgehoben werden.

Derzeit laufen in aller Welt mehr als hundert Forschungsprogramme, die an der Entwicklung von COVID-19-Impfstoffen arbeiten. Zehn davon befanden sich im Juni 2020 bereits im Stadium der klinischen Evaluierung. Das beschleunigte Zulassungsverfahren ermöglicht es den Entwicklern, wichtige Schritte wie angemessene Tierversuche zur Gewährleistung der Sicherheit einfach zu überspringen und direkt zu Menschenversuchen überzugehen. Wenn nach ein paar Wochen keine gravierenden Nebenwirkungen auftreten, gilt der Impfstoff als sicher und darf serienmäßig produziert und vertrieben werden. Problematisch dabei ist nur, dass gravierende Nebenwirkungen überhaupt erst nach einigen Monaten auftreten können.

Am 16. März 2020 begann Moderna als erstes Unternehmen mit der Erprobung eines COVID-19-Impfstoffs am Menschen. An der Studie nahmen 45 gesunde Erwachsene im Alter von 18 bis 55 Jahren teil. 6 Wochen später gab die Firma bekannt, dass die Studie ein durchschlagender Erfolg gewesen sei – obwohl nur acht Probanden Antikörper gegen das Virus entwickelt hatten und bei mehr als der Hälfte der Versuchspersonen unerwünschte Nebenwirkungen wie Erschöpfungszustände, Schüttelfrost, Kopfschmerzen, Fieber, Muskelschmerzen und anhaltende Schmerzen an der Injektionsstelle aufgetreten waren. Diese Reaktionen waren bei drei der Probanden schwerwiegend genug, um ein medizinisches Eingreifen erforderlich zu machen. Dabei ist zu bedenken, dass es sich hier um Freiwillige handelte, die gesund waren und keine bekannten Vorerkrankungen hatten – also Menschen, die keiner Corona-Risikogruppe angehören. Hätte man den Impfstoff Personen verabreicht, die dringend Schutz vor dem Virus benötigen, also Patienten mit bestehenden gesundheitlichen Problemen, dann wären die Nebenwirkungen wohl sehr viel bedrohlicher gewesen. 37 der 45 Probanden hatten keinen gesundheitlichen Nutzen von dem getesteten Impfstoff. Da muss man sich doch fragen, wie diese Ergebnisse als Erfolg gewertet werden können. Für eine Behandlung wären wahrscheinlich wiederholte Impfungen erforderlich, um die Wahrscheinlichkeit für die Bildung von Antikörpern zu erhöhen; damit stiege aber auch das Risiko für Nebenwirkungen. Sollte der Impfstoff zugelassen und Millionen Menschen verabreicht werden, so würde er weit mehr Schaden anrichten als das Virus selbst.

Moderna lieferte keine Erklärung dafür, warum nur acht der Studienteilnehmer positiv auf Antikörper getestet wurden. Verdächtig ist auch, dass keinerlei Daten aus Tierversuchen an Mäusen gemeldet wurden. Moderna hatte von Fauci die Genehmigung erhalten, Versuche an Frettchen und Primaten zu überspringen, um rascher zu den Tests an Menschen übergehen zu können.

Einer der freiwilligen Teilnehmer an der Moderna-Studie war der 29-jährige Ian Haydon aus Seattle. Er berichtete über schwere Nebenwirkungen, die er 12 Stunden nach Verabreichung der zweiten Impfstoffdosis erlitten hatte. Hayden war einer der vier Probanden, bei denen gravierende Nebenwirkungen auftraten – und einer der drei mit »systemischen Symptomen« der Stufe 3, die ein medizinisches Eingreifen erforderlich machten. Laut Dr. William Schaffner, Professor für Präventivmedizin und Infektionskrankheiten am Vanderbilt University Medical Center, sind Haydons Reaktionen auf den Impfstoff »bemerkenswert«, hielten aber, wie er sagte, »den Zug nicht auf«. Das soll wohl heißen, dass Erforschung und Entwicklung des Moderna-Impfstoffs mit voller Kraft vorangetrieben werden.

So sehr man aber auch versuchen mag, die bei Ian Haydon und anderen Probanden aufgetretenen Nebenwirkungen herunterzuspielen, es waren doch ziemlich heftige Reaktionen – und sie traten bei 9 Prozent der Versuchsteilnehmer auf. Bei einer Verabreichung der Impfung an eine Millionen Menschen würden solche schwerwiegenden Nebenwirkungen bei 90 000 Personen auftreten. Man kann sich leicht ausrechnen, was das für die geplante Durchimpfung der gesamten Weltbevölkerung bedeuten würde.[22]

Die Tatsache, dass die Ergebnisse dieser Studie öffentlich als großer Erfolg proklamiert wurden, könnte bedeuten, dass das Moderna-Produkt einer der ersten COVID-19-Impfstoffe sein wird, die in Serienproduktion gehen. Sollten andere Impfstoffe einen ähnlichen Wirksamkeitsgrad aufweisen, dann würden Massenimpfungen zu verheerenden Resultaten führen.

Das Unternehmen CanSino Biologics Inc. (CanSinoBIO) aus dem chinesischen Tianjin hat zusammen mit dem Institut für Biotechnologie der chinesischen Akademie der militärmedizinischen Wissenschaften einen weiteren COVID-19-Impfstoff getestet. An der ersten klinischen Studie nahmen 108 Probanden zwischen 45 und 60 Jahren teil. Nach der ersten Testphase war bei 87 der Studienteilnehmer (das sind 83 Prozent) innerhalb von 7 Tagen nach der Impfung mindestens eine Nebenwirkung festzustellen. Da die genaue Menge des benötigten Impfstoffs noch nicht festgelegt war, wurden die Probanden in drei Gruppen eingeteilt: hohe, mittlere und niedrige Dosis. Insgesamt traten bei 9 Prozent der Teilnehmer Nebenwirkungen der Stufe 3 auf. Unter den 36 Probanden in der hochdosierten Gruppe kam es bei 17 Personen zu Nebenwirkungen der Stufe 3, die eine medizinische Intervention erforderten. Die häufigste Nebenwirkung waren anormale Schmerzen an der Injektionsstelle, über sie berichteten 54 Prozent der Testpersonen. In der Gruppe mit der niedrigen Dosierung litten 47 Prozent an solchen Schmerzen, bei der mittleren Dosierung waren es 56 Prozent und bei der Höchstdosis 58 Prozent. Die insgesamt am häufigsten aufgetretenen systemischen Nebenwirkungen waren Fieber (46 Prozent), Erschöpfungszustände (44 Prozent), Kopfschmerzen (39 Prozent) und Muskelschmerzen (17 Prozent). An Fieber litten 42 Prozent der Probanden in der Gruppe mit der niedrigen Dosierung, ebenfalls 42 Prozent bei der mittleren Dosierung und 56 Prozent, denen die Höchstdosis verabreicht worden war. Kopfschmerzen traten bei 39 Prozent (niedrige Dosis) beziehungsweise 31 Prozent (mittlere Dosis) und 47 Prozent (hohe Dosis) auf. Über Muskelschmerzen klagten 19 Prozent der Probanden aus der Gruppe mit der niedrigen Dosierung, 8 Prozent bei der mittleren Dosierung und 22 Prozent bei der injizierten Höchstdosis des Impfstoffs.[23]

Trotz der teilweise schweren Nebenwirkungen rechtfertigt man den Einsatz dieser Impfstoffe mit dem Argument, sie könnten Leben retten. Zwar kann es einige Kollateralschäden geben, ein paar Menschen werden durch die Impfung schwer krank werden und einige sogar an ihr sterben – aber für das Wohl der Allgemeinheit lohnen sich solche Opfer. Doch wie würden Sie reagieren, wenn eines Ihrer Familienmitglieder durch einen neuen Impfstoff schwere und womöglich dauerhafte Schäden erleidet? Lohnt sich das Opfer dann immer noch?

Bisher ist noch jeder Versuch gescheitert, einem Impfstoff gegen Coronaviren zu entwickeln. Seit dem SARS-Ausbruch des Jahres 2002 forscht man an solchen Impfstoffen und entwickelte auch dreißig mögliche Kandidaten. Die vielversprechendsten unter ihnen wurden an Frettchen getestet, bei denen es zu einer robusten Antikörperreaktion kam, was heißt, dass ihre Körper die Infektion abwehren konnten. Als man die Tiere dann aber einem Wildstamm des Virus aussetzte, führte dies zu Entzündungen sämtlicher Organe, einem Versagen der Lungen und schließlich zum Tod.[24] Der Impfstoff machte eine Infektion mit dem eigentlichen Virus weitaus tödlicher.

Dr. Fauci erklärte, dass Unsicherheit darüber bestehe, wie lange ein funktionierender COVID-19-Impfstoff vor der Krankheit Schutz bieten würde. Es könnte sein, dass er die Produktion von Antikörpern nur für ein paar Monate oder längstens ein Jahr ankurble und danach Auffrischungsimpfungen erforderlich sein würden.[25] Derzeit arbeiten alle Impfstoffentwickler, die mit ihrer Forschung weit fortgeschritten sind, an Zwei-Phasen-Impfungen, die im Abstand von einigen Monaten verabreicht werden sollen. Möglich ist aber auch, dass es sich um eine jährliche Impfung wie die Grippeimpfung handeln wird. Und obwohl sich Kinder nur sehr selten mit COVID-19 infizieren, wird der neue Impfstoff vielleicht Teil des vorgeschriebenen Impfplans für Kinder werden. Sollte sich ein COVID-19-Impfstoff als wirksam oder wenigstens nur minimal schädlich erweisen, dann hat er das Potenzial, den Entwicklern Milliardengewinne zu bescheren.

Remdesivir

Gilead Sciences ist der Hersteller von Remdesivir, dem ersten von der WHO zur Behandlung von COVID-19 empfohlenen Virostatikum. Es war ursprünglich nicht als Mittel gegen das Coronavirus, sondern gegen andere Viren wie den Ebola-Erreger gedacht. Da Studien jedoch seine Unwirksamkeit gezeigt hatten, war es bis 2020 auch nicht zur Behandlung irgendwelcher Krankheiten zugelassen worden. Als die COVID-19-Pandemie ausbrach, begannen die Arzneimittelhersteller jedoch, ihren aktuellen Bestand an Medikamenten zu überprüfen, denn vielleicht hatten sie ja bereits etwas im Regal stehen, das für den Kampf gegen das Coronavirus geeignet sein könnte. Und so wurde Gileads Medikament Remdesivir, dessen Schicksal nach den enttäuschenden Studienergebnissen ungewiss geblieben war, als möglicher Kandidat wiederbelebt.

Die erste veröffentlichte Studie zur Bewertung der Wirkung von Remdesivir auf COVID-19 erschien im April 2020. Im Rahmen dieser randomisierten kontrollierten Studie mit 237 hospitalisierten Patienten war kein statistischer Unterschied zwischen Remdesivir und einem Placebo entdeckt worden.[26] Dies war ein harter Schlag für Gilead, aber es waren ja noch zwei weitere Studien in Arbeit.

In einer zweiten Studie kam es bei 36 von 53 Krankenhauspatienten (das sind 68 Prozent), die Remdesivir erhielten, zu einer klinischen Besserung.[27] Diese Studie umfasste jedoch keine Kontrollgruppe zum

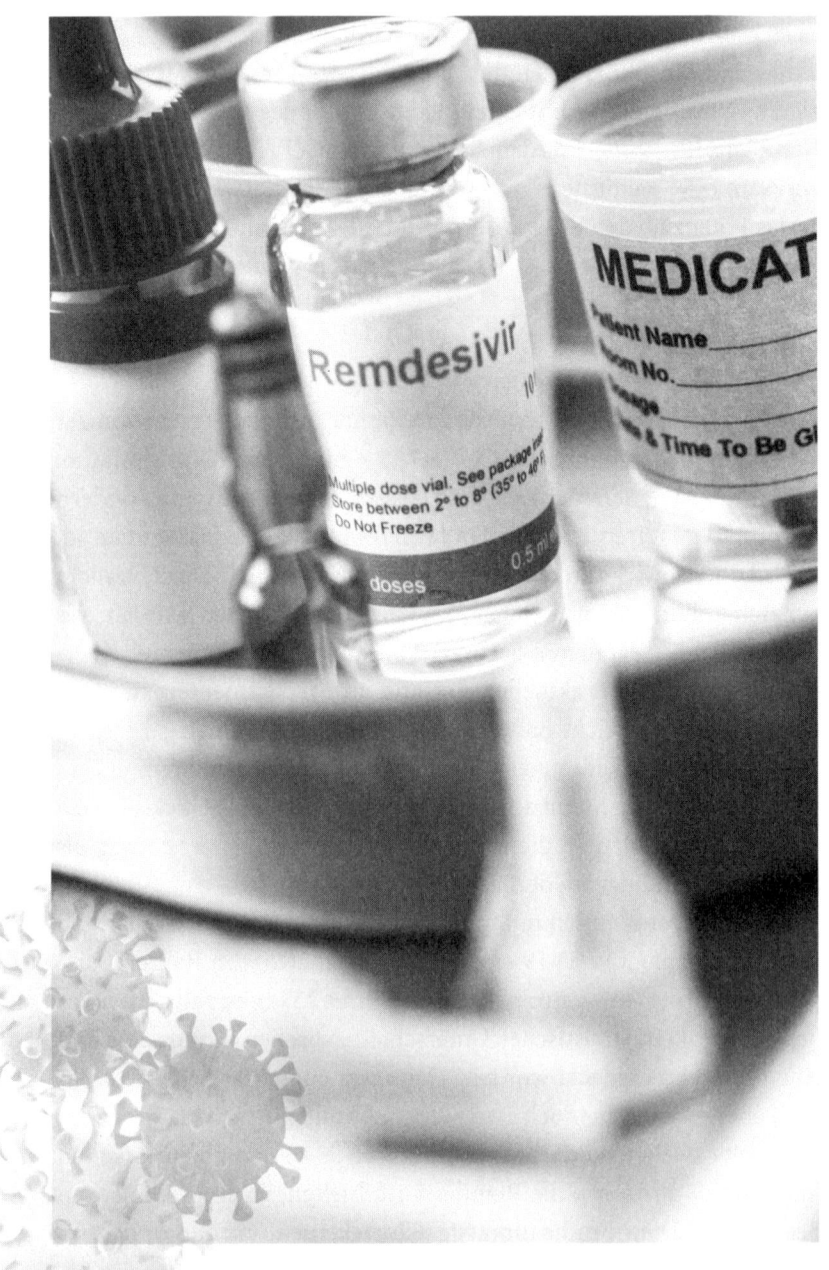

Vergleich. Die bloße Einnahme eines Medikaments kann aber schon einen Placeboeffekt haben, durch den sich das Befinden eines Patienten bessert, obwohl das Medikament möglicherweise wirkungslos ist. Dieses Ergebnis war zwar schon vielversprechender, doch es fehlte ihm noch an Schlüssigkeit.

In einer dritten Studie konnte dann nachgewiesen werden, dass Remdesivir zwar die Genesungszeit hospitalisierter Patienten mit COVID-19 verkürzt, doch praktisch keine Verringerung des Sterberisikos nach sich zieht.[28] Diese Studie war von Wissenschaftlern des amerikanischen National Institute of Allergy and Infectious Diseases durchgeführt worden, das von Anthony Fauci geleitet wird. Als die Studie veröffentlicht wurde, pries Fauci Remdesivir als »wahrscheinlich bahnbrechend« und erklärte, das Medikament könne zum »Behandlungsstandard« für COVID-19 werden.

Die Herausgeber des *British Medical Journal* (*BMJ*) stellten diese dritte Studie allerdings ihrer Voreingenommenheit und finanziellen Verflechtungen wegen infrage. Bei 12 Prozent der Studienteilnehmer, die Remdesivir erhalten hatten, war die Behandlung wegen Nebenwirkungen vorzeitig beendet worden – im Vergleich zu 5 Prozent in der Placebo-Kontrollgruppe. Außerdem hatte man die Studie vor Erreichen der geplanten Teilnehmerzahl abgebrochen, sodass die Resultate zwar nicht schlüssig waren, aber die Möglichkeit einer positiven Wirkung nicht ausgeschlossen werden konnte. Die *BMJ*-Herausgeber bezeichneten die Studienergebnisse als »glanzlos«.[29] Überdies war einer der Prüfärzte der Studie ein Angestellter von Gilead, sechs weitere Autoren hatten ihren eigenen Angaben zufolge finanzielle Verbindungen zu dem Pharmaunternehmen, und Gilead-Vertreter hatten an der Ausarbeitung des Studienprotokolls mitgearbeitet und waren an den wöchentlichen Diskussionen des Protokollteams beteiligt gewesen. Bei einem Engagement des Herstellers in einem solchen Ausmaß könne man nicht mehr davon ausgehen, dass die Studie unabhängig war, sie sei im Gegenteil höchstwahrscheinlich tendenziös. Mitten in der Studie hatte man noch dazu den primären Endpunkt von der Anzahl der Todesfälle auf die Anzahl der Personen geändert, denen es nach eigener Auskunft besser ging, denn offensichtlich waren die ursprünglichen Ergebnisse nicht wunschgemäß. Dazu kam, dass man den Studienteilnehmern gestattet hatte, vom Placebo auf Remdesivir umzusteigen. Dadurch waren aber die Anforderungen für einige Teilnehmer nicht mehr erfüllt, was sich auf das Ergebnis auswirkte. Im Endeffekt bedeutete dies, dass die Studie nicht mehr den Anspruch erheben konnte, eine Doppelblindstudie zu sein, sondern einer Verzerrung unterlag. Trotz dieser Schwindeleien und der trostlosen Resultate der ersten Studie, bei der es sich tatsächlich um eine randomisierte kontrollierte Studie gehandelt hatte, ließ die amerikanische Lebensmittelüberwachungs- und Arzneimittelbehörde FDA (Food and Drug Administration) das Medikament zur Behandlung von COVID-19 zu. Mitverantwortlich dafür war wahrscheinlich auch die begeisterte Empfehlung gewesen, die Dr. Fauci abgegeben hatte.

Bemerkenswerterweise traten, sobald Remdesivir zur Behandlung von COVID-19 eingesetzt wurde, auch schon erste schwere Probleme auf. Ärzte berichteten über mehrere Fälle von Leberschädigungen.[30] In einer Fallstudie, die kurz nach der Zulassung des Medikaments veröffentlicht wurde, hieß es, dass vier von fünf COVID-19-Patienten die Behandlung aufgrund von Leber- und Nierenschäden abbrechen mussten. Zwei der Patienten erlitten sogar ein lebensbedrohliches Nierenversagen.[31] Genau solche Probleme entstehen, wenn man ein Medikament einer Gesundheitskrise wegen überstürzt zulässt, denn schwerwiegende Nebenwirkungen sind oft nicht gleich erkennbar. Durch die eilige Zulassung von Remdesivir auf der Grundlage fragwürdiger Wirkungsnachweise und des völligen Fehlens einer Sicherheitsüberprüfung konnte ein Medikament von zweifelhaftem Wert und mit dem Potenzial, großen Schaden anzurichten, weltweit vertrieben werden.

All jene Medikamente und Impfstoffe, die jetzt ohne Einhaltung der ansonsten üblichen Sicherheitsbestimmungen entwickelt werden, könnten unzählige Schädigungen und Todesfälle verursachen. Aber das kümmert die Arzneimittelhersteller nicht, denn sie können für die durch ihre Produkte verursachten Schäden nicht verantwortlich gemacht werden. Unter dem im Dezember 2006 vom US-Kongress verabschiedeten Pandemic and All-Hazards Preparedness Act [zu Deutsch etwa: »Gesetz zur Vorbeugung gegen Pandemien und andere Gefahren«] sind Pharmaunternehmen gegen jegliche zivilrechtliche Haftung für Schädigungen und Todesfälle immun, wenn sie durch Impfstoffe und Arzneimittel verursacht werden, die als Reaktion auf einen öffentlich ausgerufenen Gesundheitsnotstand hergestellt werden. In diese Kategorie fallen natürlich auch sämtliche Medikamente, die nun als Reaktion auf die COVID-19-Pandemie entwickelt werden – ganz gleich, welchen Schaden sie eventuell anrichten. Die Pharmafirmen müssen niemanden für negative Folgen entschädigen, wir alle würden diese Medikamente auf eigenes Risiko einnehmen. Schon aus diesem Grund ist es ratsam, sich jeweils im Voraus über die möglichen Nebenwirkungen und die Wirksamkeit eines Medikaments zu informieren. Verlassen Sie sich nicht auf Ihren Arzt, auch wenn dieser Ihnen versichert, dass ein Medikament sicher und ungefährlich ist. Falls bei Ihnen nach der Einnahme oder Verabreichung schwere Nebenwirkungen oder gar bleibende Schäden auftreten sollten, werden Sie weder von Ihrem Arzt noch vom Arzneimittelhersteller eine Entschädigung erhalten.

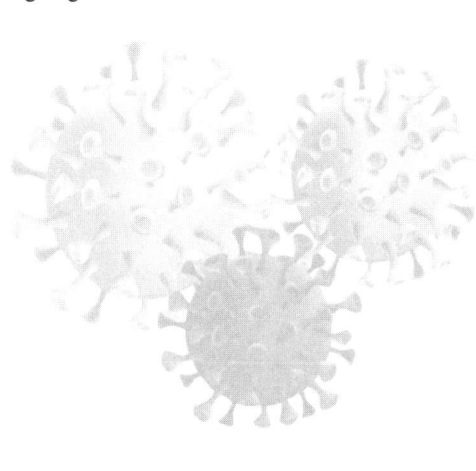

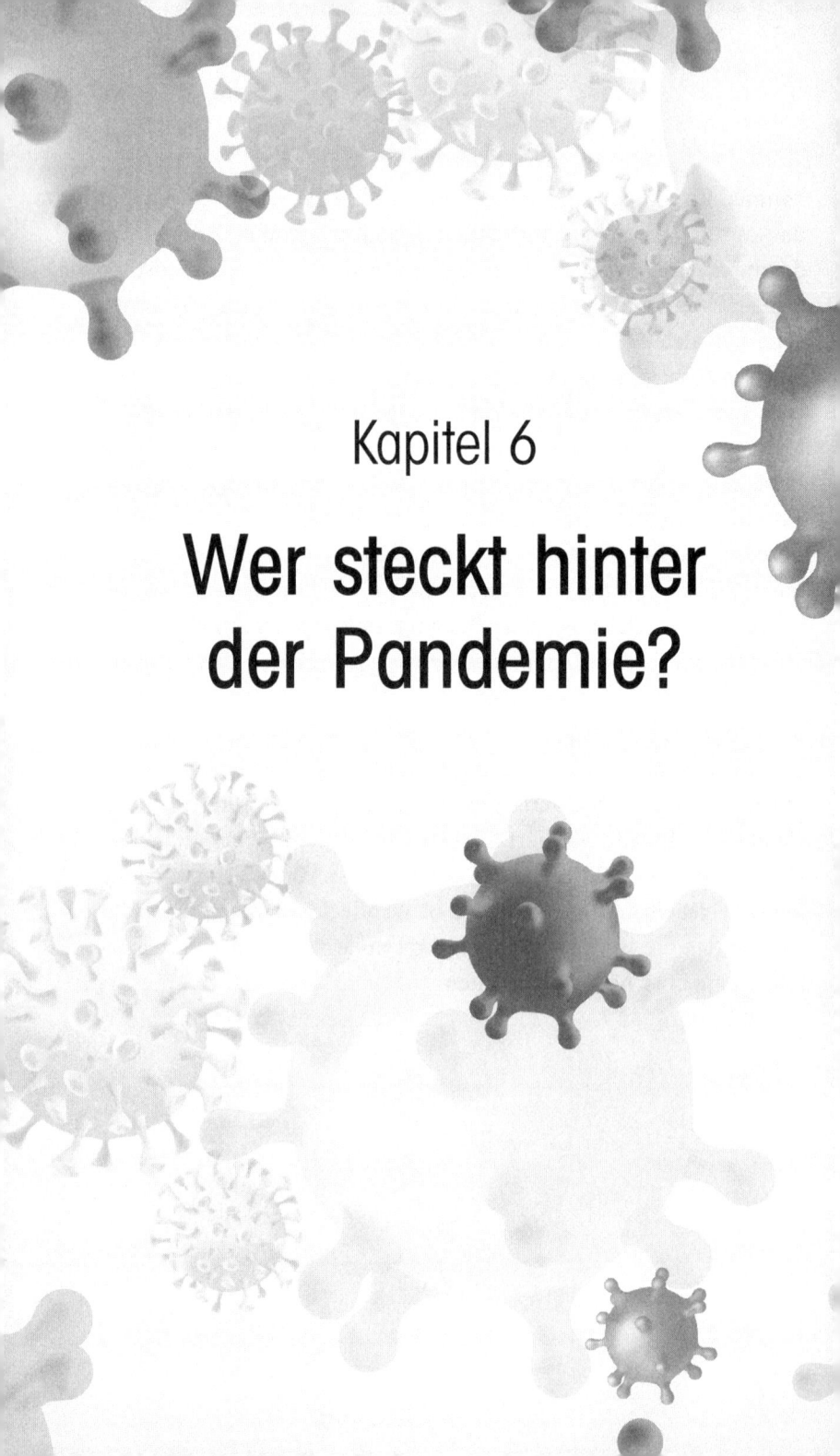

Kapitel 6

Wer steckt hinter der Pandemie?

Bill Gates will die ganze Welt impfen

»Solange wir nicht fast alle Menschen weltweit geimpft haben, wird es keine Rückkehr zur Normalität geben«, hat Bill Gates erklärt.[1] Heißt das jetzt, dass wir alle weiterhin Distanz zu unseren Mitmenschen halten, Masken tragen und unsere aushäusigen Aktivitäten einschränken müssen, bis ein Impfstoff verfügbar ist und allen verabreicht wird? Genauso ist es – zumindest, wenn es nach Bill Gates geht.

Nun ist Bill Gates mit Sicherheit kein Experte für Volksgesundheit. Er ist weder Arzt noch Epidemiologe noch Forscher auf dem Gebiet der Infektionskrankheiten. Trotzdem hat er es irgendwie geschafft, zu einer zentralen Figur im Leben von Milliarden Menschen zu werden. Er maßt sich an, der Welt die medizinischen Maßnahmen zu diktieren, die für eine »Rückkehr zur Normalität« erforderlich sind. Die Wandlung des Bill Gates vom Computerkaiser zum Weltgesundheitszaren sagt viel darüber aus, wohin sich unsere Welt in diesem Kampf gegen eine weitgehend künstlich fabrizierte Gesundheitskrise bewegt.

Gates hat einen Großteil der vergangenen 2 Jahrzehnte damit zugebracht, sich mit seiner Bill & Melinda Gates Foundation vom Softwaremilliardär in einen Wohltäter der Menschheit zu verwandeln. Mit einem Vermögen von 46,8 Milliarden Dollar verfügt die Stiftung des Ehepaars im Hinblick auf die globale Gesundheitspolitik über ein enormes Maß an Macht und Einfluss. Die Bill & Melinda Gates Foundation gibt Jahr für Jahr Dutzende Dollarmillionen für Medienpartnerschaften aus und sponsert so die Berichterstattung über ihr Programm auf breiter Basis. Gates finanziert die Website »Global Development« (»Globale Entwicklung«) der englischen Zeitung *The Guardian*, die weltweite Gesundheitsberichterstattung des nicht kommerziellen amerikanischen Hörfunknetzwerks NPR (National Public Radio) sowie die Website »Our World in Data« (»Unsere Welt in Daten«), auf der man die aktuellen Statistiken und Forschungsergebnisse zur Coronavirus-Pandemie nachlesen kann. Desgleichen

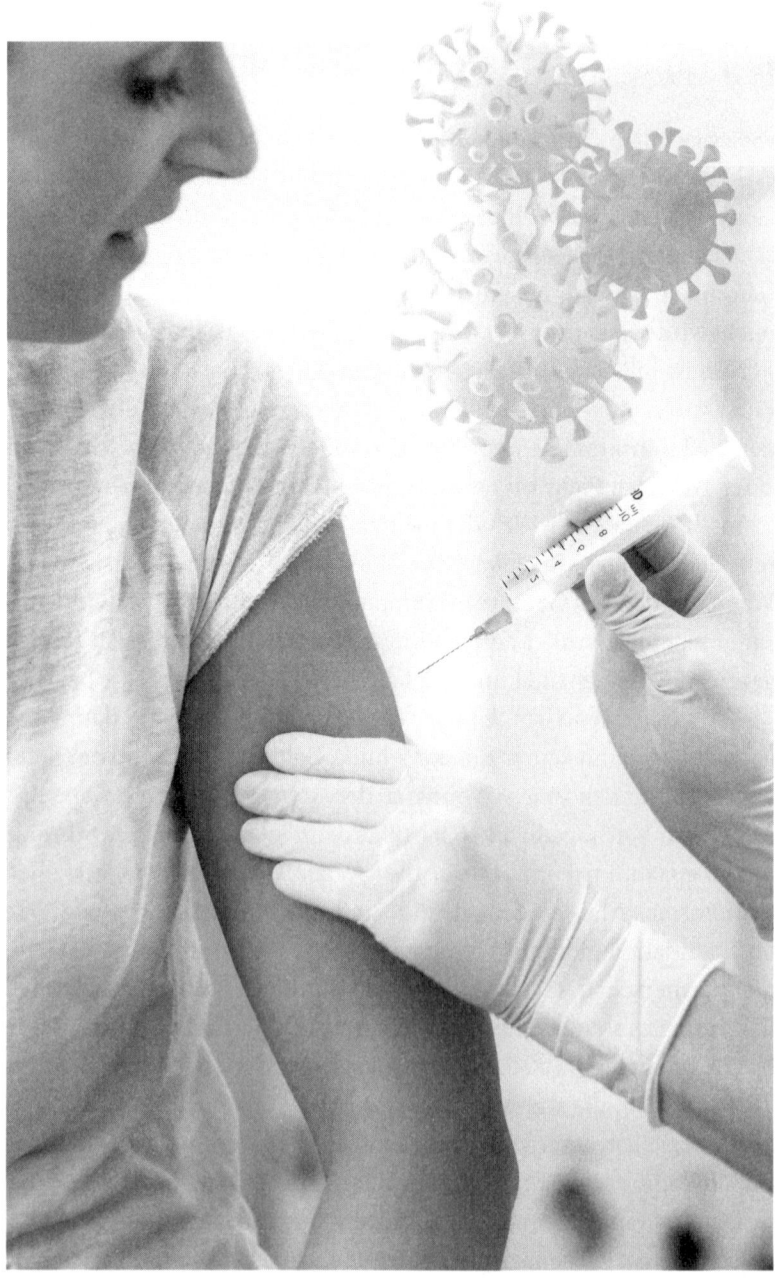

finanziert Gates die BBC-Berichterstattung zu globalen Entwicklungs- und Gesundheitsfragen, und zwar sowohl über die Organisation BBC Media Action als auch über die BBC selbst. Auch die weltweite Gesundheitsberichterstattung des US-Senders ABC wird mit Gates-Geldern gefördert.

Als die US-Fernsehnachrichtensendung *PBS – NewsHour With Jim Lehrer* von der Gates-Stiftung einen Zuschuss über 3,5 Millionen Dollar für die Einrichtung einer Sondereinheit zur Berichterstattung über globale Gesundheitsfragen erhielt, stellte man *NewsHour*-Kommunikationschef Rob Flynn die Frage nach potenziellen Interessenkonflikten bei Beiträgen über Themen, die mit der Gates Foundation zu tun haben. Darauf antwortete Flynn:

> In mancher Hinsicht könnte man behaupten, dass es im Bereich der globalen Gesundheit heutzutage nicht mehr allzu viele Themen gibt, die nicht irgendwie mit Gates zu tun haben.[2]

Tatsächlich wäre es beinahe unmöglich, einen Bereich im weltweiten Gesundheitswesen zu finden, nach dem die Bill & Melinda Gates Foundation noch nicht ihre Tentakel ausgestreckt hat. So sponserte Bill Gates auch das Treffen, das zur Gründung der Impfallianz Gavi führte. Zu den erklärten Zielen dieser weltweit tätigen öffentlich-privaten Partnerschaft zwischen staatlichen Sponsoren und großen Pharmaunternehmen gehört die Schaffung »gesunder Märkte für Impfstoffe und andere Immunisierungsprodukte«.[3] Als Gründungspartner der Allianz stellte die Gates Foundation eine Anschubfinanzierung von 750 Millionen Dollar zur Verfügung und hat der Gruppe seither Zusagen über mehr als 4,1 Milliarden Dollar gemacht. Als 2012 eine öffentlich-private Partnerschaft aus Regierungen, Weltgesundheitsorganisationen und dreizehn führenden Pharmaunternehmen zusammenkam, »um den Fortschritt bei der Eliminierung oder Bekämpfung zehn vernachlässigter Tropenkrankheiten zu beschleunigen«, stand ihr die Gates Foundation sofort mit einer finanziellen Unterstützung von 363 Millionen Dollar zur Seite.[4] Als 2017 auf dem Weltwirtschaftsforum die Coalition for Epidemic Preparedness [zu Deutsch etwa:»Koalition für Epidemievorbeugung«] ins Leben gerufen wurde, die Impfungen gegen aufkommende Infektionskrankheiten entwickeln wollte, ließ die Gates Foundation als erste Geldspritze gleich einmal 100 Millionen Dollar springen.[5]

Die Bill & Melinda Gates Foundation hat ihre Fingerabdrücke auf jeder größeren globalen Gesundheitsinitiative der vergangenen 2 Jahrzehnte hinterlassen. Daher überrascht es auch nicht, dass – weit über die 250 Millionen Dollar hinaus, die die Stiftung für den »Kampf« gegen das Coronavirus zugesagt hat – an jedem Aspekt der derzeitigen Coronavirus-Pandemie Organisationen, Gruppen und Einzelpersonen beteiligt sind, die direkte Verbindungen zu Gates-Förderungen haben.[6]

Von Anfang an war die WHO die Schaltstelle, in der Richtlinien und Empfehlungen für die globale Reaktion auf den SARS-CoV-2-Ausbruch festgelegt wurden. Doch die Weltgesundheitsorganisation ist weitgehend auf Mittel von der Bill & Melinda Gates Foundation angewiesen. Aus dem jüngsten WHO-Spendenbericht geht hervor, dass die Gates-Stiftung nach der Regierung der Vereinigten Staaten der zweitgrößte Geldgeber der Organisation ist.[7] Die Gates Foundation trägt alleine mehr zur Finanzierung der WHO bei als Australien, Kanada, Frankreich, Deutschland, Russland und Großbritannien zusammen.

Darüber hinaus ist der derzeitige WHO-Generaldirektor Tedros Adhanom Ghebreyesus ebenso wenig wie Bill Gates Arzt. Ganz im Gegenteil wird ihm als umstrittenem ehemaligen Gesundheitsminister Äthiopiens vorgeworfen, während seiner Amtszeit drei Cholera-Ausbrüche in seinem Heimatland vertuscht zu haben.[8] Vor seiner Berufung zur WHO saß er im Vorstand der von Gates gegründeten Impfallianz Gavi sowie weiterer Gates-finanzierter Organisationen. Heute beschuldigt man ihn, die aktuelle Coronavirus-Pandemie falsch gehandhabt und damit um einiges verschlimmert zu haben, weil er zunächst untätig geblieben war und der Welt versichert hatte, dass China die Situation unter Kontrolle habe.

Das erklärte Ziel von Bill Gates ist es, die ganze Welt zu impfen – um jeden Preis. Doch warum ist dieser Mann so sehr an unserem Wohlergehen interessiert? Ist er wirklich so besorgt um seine Mitmenschen? Was machen Superreiche normalerweise, wenn sie ein paar Milliarden Dollar frei verfügbar haben? Richtig, sie investieren das Geld, um noch reicher zu werden. Meist investieren sie es in höchst profitable Unternehmen. Und zu den profitabelsten Unternehmen der Welt gehören eben die der Pharma- und Gesundheitsindustrie. Steigen deren Gewinne, werden auch ihre Investoren reicher. Impfstoffe werfen hohe Erträge für Arzneimittelhersteller ab. Die Bill & Melinda Gates Foundation besitzt Aktien und Anleihen an Pharmaunternehmen im Wert von Hunderten Millionen Dollar.[9] Mindestens zehn Impfstoffhersteller – darunter GlaxoSmithKline, Johnson & Johnson, Roche, Pfizer, Merck, Novartis und Sanofi, die alle an COVID-19-Impfstoffen arbeiten – haben direkte Verbindungen zur Gates-Stiftung.

Die Bill & Melinda Gates Foundation ist eine wichtige Finanzierungsquelle für WHO, CDC und die National Institutes of Health (NIH), eine Behörde des US-Gesundheitsministeriums. Diese Organisationen sind nicht nur in den USA die treibende Kraft hinter der Pandemie-Politik mit ihren drakonischen Lockdown- und Social-Distancing-Maßnahmen, denen wir zurzeit ausgesetzt sind. Gates verfolgt mit seiner Firma Microsoft außerdem den Plan, ein globales Impf-Identifikationsprogramm einzuführen, in dem die Impfgeschichte jedes einzelnen Menschen aufgezeichnet ist und das Behörden, potenziellen Arbeitgebern, Schulverwaltungen und anderen zugänglich sein soll. Damit ließen sich alle Personen aufspüren, die sich nicht an das vorgeschriebene Impfprogramm gehalten haben.

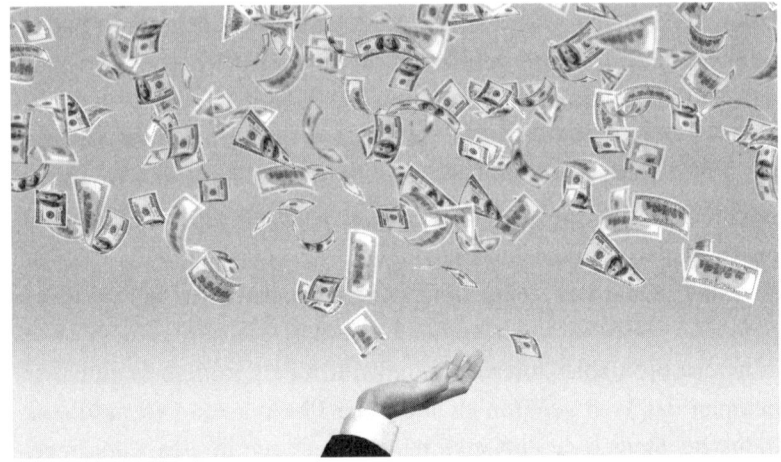

Gewinner der Pandemie

Wenn Sie also wissen wollen, wer hinter dieser Pandemie steckt, brauchen Sie nur der Spur des Geldes zu folgen. Wer profitiert von der Krise am meisten? Könnten genau diese Leute einen Einfluss darauf gehabt haben, wie die Krise gehandhabt wurde? Ist es möglich, dass sie von Anfang an daran beteiligt waren? Wenn man sich manche der irrwitzigen Maßnahmen ansieht, die im Zuge der Krise ergriffen wurden, wird sehr schnell deutlich, dass es hier nicht um die Volksgesundheit geht, sondern um Macht und Gier.

Infolge der Ausgangssperren und Betriebsschließungen wurden Millionen Menschen arbeitslos. Viele Kleinunternehmen hielten nicht durch und mussten aufgeben. Andere mühten sich unter den strengen Beschränkungen ab, weil sie nicht mehr mit voller Leistung arbeiten konnten. Die Arbeitslosenzahlen in den USA kletterten auf den höchsten Stand seit der Großen Depression: 40 Millionen Amerikaner hatten keine Jobs mehr. In anderen Ländern sah die Situation ähnlich aus.

Aus einem Bericht der gemeinnützigen Organisationen Well Being Trust und des Robert Graham Center for Policy Studies in Medicine and Primary Care geht hervor, dass bis zu 75 000 Amerikaner im Zuge der COVID-19-Pandemie an Drogen- oder Alkoholmissbrauch sowie Selbstmord gestorben sein könnten. Laut den Verfassern des Berichts handelt es sich dabei um »Todesfälle aus Verzweiflung«, die nicht durch das Virus verursacht wurden, sondern durch die Panikmache der Medien, die erzwungene Selbstisolation, den beispiellosen wirtschaftlichen Niedergang und die enorme Arbeitslosigkeit.[10]

Das Leben der meisten Menschen wurde auf den Kopf gestellt, und viele gerieten in finanzielle Schwierigkeiten. Doch nicht jeder musste sich mit Arbeitslosigkeit, Isolation, Angst und Verzweiflung herumschlagen, sondern einige unter den Superreichen der Welt, die die Gesundheits- und Biotechnologiebranche kontrollieren, profitieren ganz ordentlich von der COVID-19-Pandemie. Während Millionen Menschen weltweit in eine existenzielle Krise gestürzt wurden, kassierten Milliardäre auf allen Kontinenten ein Vermögen ein. Laut der US-Denkfabrik Institute of Policy Studies (IPS) stieg das Vermögen der amerikanischen Milliardäre vom Beginn der Pandemie bis zum 18. Juni 2020 um insgesamt 584 Milliarden Dollar. Mindestens 29 Milliardäre rückten in die elitäre Riege der reichsten Amerikaner auf. Vom 1. Januar bis zum 10. April 2020 wuchs das Vermögen der 34 reichsten Milliardäre der Welt um Dutzende Millionen Dollar; das Nettovermögen von acht dieser Superreichen erhöhte sich sogar um mehr als eine Milliarde Dollar.[11] Die fünf reichsten Männer der Vereinigten Staaten – Amazon-Chef Jeff Bezos, Bill Gates, Facebook-CEO Mark Zuckerberg, Warren Buffett und Larry Ellison – konnten ihren Reichtum um insgesamt 101,7 Milliarden Dollar steigern.[12] Bill Gates besitzt Hunderttausende Aktien von zahlreichen Arzneimittel- und Biotechnologieunternehmen, deren Wertzuwachs während der Pandemie zig Dollarmilliarden beträgt. Seine Kampagne zur Impfung der Welt hat ihn finanziell außerordentlich bereichert.

Auf Drängen von hohen Beamten des öffentlichen Gesundheitswesens und Lobbyisten diverser Pharmaunternehmen verabschiede-
te der US-Kongress am 27. März 2020 den CARES Act [Abkürzung
für Coronavirus Aid, Relief and Economic Security Act – zu Deutsch
etwa: »Gesetz zur Unterstützung, Entlastung und wirtschaftlichen
Sicherheit in Bezug auf das Coronavirus«], der die amerikanischen
Steuerzahler mehr als 2 Billionen Dollar kosten wird. Das Bundesge-
setz sieht 27 Milliarden Dollar für die Entwicklung von Impfstoffen
und medikamentösen Therapien gegen COVID-19 sowie den Kauf
von Pandemie-Medizinbedarf wie Gesichtsmasken, Beatmungs-
geräten und Testsätzen vor – und das, ohne eine Obergrenze dafür zu veranschlagen, welchen Preis Arzneimittelhersteller für jene
COVID-19-Impfungen und -Medikamente verlangen können, die sie
auf Kosten der Steuerzahler und als Geschenk der Regierung erhalten haben, und welche Gewinne sie mit ihren Entwicklungen erzielen
dürfen.

Am 30. März, nur 3 Tage nach der Verabschiedung des CARES
Act, wurde bekannt gegeben, dass die US-Regierung bereits Schritte unternommen hatte, die Entwicklung und Herstellung von
COVID-19-Impfstoffen zu beschleunigen. Noch an demselben Tag
teilte der Pharmariese Johnson & Johnson in einer Pressemittteilung
mit, einen staatlichen Zuschuss in Höhe von einer Milliarde Dollar
für die Impfstoffentwicklung erhalten zu haben.[13] Das Unternehmen
rechnete damit, dass binnen eines Jahres ein Impfstoff in Produktion gehen könne – wesentlich schneller als die 5 bis 10 Jahre, die üblicherweise für die Entwicklung eines Impfstoffs erforderlich sind.
Dutzende anderer Unternehmen haben einen Großteil der erwähnten 27 Milliarden Dollar für die Entwicklung von Medikamenten und
Impfstoffen erhalten. Sind die Impfstoffe einmal entwickelt, so wird
der Staat auch die Tests finanzieren. Somit werden die Impfungen fast
zur Gänze vom Steuerzahler finanziert sein, was für ihre Hersteller,

sobald die Impfstoffe einmal verkauft und vertrieben werden dürfen, reiche Beute verspricht.

Abgesehen davon, dass große Konzerne zur Entwicklung und Testung ihrer Produkte mit Steuergeldern beschenkt werden, kassieren auch die leitenden Angestellten und Aktionäre dieser Unternehmen ein Vermögen. Nachdem die Weltgesundheitsorganisation COVID-19 am 11. März 2020 zur globalen Pandemie erklärt hatte, brachen die Wertpapiermärkte auf der ganzen Welt ein. Der Marktwert der meisten Unternehmen sank, nur die börsennotierten Gesundheitsunternehmen, die COVID-19-Impfstoffe, -Medikamente und -Testsätze entwickelten, konnten ihren Marktwert steigern. Dieser Umstand brachte neue Milliardäre hervor und machte die bereits vorhandenen noch reicher.

Der bemerkenswerteste neue Milliardär ist Stéphane Bancel, der CEO von Moderna – dem ersten Unternehmen, das mit Humanexperimenten zum Testen eines COVID-19-Impfstoffs begonnen hat. Als die WHO die Pandemie ausrief, belief sich Bancels geschätztes Vermögen noch auf etwa 270 Millionen Dollar. Seit damals sind die Moderna-Aktien um mehr als 103 Prozent gestiegen, wodurch Bancels Privatvermögen auf geschätzte 1,5 Milliarden Dollar anwuchs. Milliardär ist Bancel genau seit dem 2. April, als die Aktien von Moderna aufgrund der Nachricht, dass das Unternehmen mit seinen Impfstoffversuchen in Phase II eingetreten war, gewaltig im Wert stiegen. Bis Mai 2020 erhöhte sich der Aktienwert der Firma auf 29 Milliarden Dollar, obwohl sie noch gar keine Produkte verkauft hatte.[14] Es erscheint verwunderlich, dass ein Großteil der Finanzierung von Modernas Impfstoff von den amerikanischen Steuerzahlern stammt – US-Bürger müssen also im Endeffekt für einen Impfstoff bezahlen, der Bancel zum Milliardär machte.

In einem Zeitraum von nur 7 Wochen haben neun Milliardäre ihr Vermögen durch steigende Aktienkurse vergrößert. Zu den Leuten, die hiervon am meisten profitierten, gehören der französische Milliardär Alain Mérieux, Gründer des Diagnosetestherstellers BioMérieux, und Seo Jung-Jin, der CEO des südkoreanischen Biopharmazeutika-Unternehmens Celltrion, die nun beide um jeweils 1,5 Milliarden Dollar reicher sind.[15] BioMérieux und DiaSorin gehören zu den wichtigsten Herstellern von COVID-19-Testsätzen; auf dem Höhepunkt der Pandemie verkauften beide Firmen wöchentlich Hunderttausende davon. Manche Sets wurden online für zirka 150 Dollar angeboten – man kann sich also vorstellen, wie viel diese Unternehmen während der Krise verdient haben.

Welche Summen könnten Impfstoffhersteller aus der Coronavirus-Plandemie generieren? Nehmen wir einmal an, ein Impfstoff erweist sich als wirksam und wird in den USA und anderen wichtigen Märkten zugelassen. Wäre der Listenpreis für eine Coronaimpfung etwa so hoch wie der für die heute erhältlichen Grippeimpfungen, dann käme eine Impfdosis auf mindestens 40 Dollar oder 34 Euro. Nehmen wir weiterhin an, dass eine solche Impfung etwa zwei Milliarden Mal im Jahr verabreicht wird, dann könnte das Unternehmen einen Jahresumsatz von 80 Milliarden Dollar erzielen.[16]

Gilead Sciences

In einer Krisensituation besteht immer die Gefahr, dass lebensnotwendige Produkte überteuert verkauft werden, und bei einer Pandemie könnten diese Produkte Medizinbedarf und Medikamente sein.

Wenn nur ein paar Hundert Menschen weltweit ein Medikament benötigten, würde man durchaus einsehen, dass der Hersteller einen höheren Preis verlangt, um das für Forschung, Entwicklung und Tests ausgegebene Geld wieder hereinzubringen. Je mehr Menschen jedoch das Medikament brauchen, desto weniger Einnahmen benötigt der Hersteller, um seine Investition zu amortisieren und einen Gewinn zu erzielen. Benötigen eine Milliarde Menschen das Medikament, wie das bei einer Pandemie der Fall sein könnte, sollte es nicht mehr kosten als jedes gängige Medikament. Und wenn der Arzneimittelhersteller darüber hinaus für die Entwicklung des Medikaments Steuergelder kassiert hat, sollte es noch billiger sein. Aber täuschen Sie sich da lieber nicht: Die Pharmafirmen werden versuchen, so viel Profit aus ihren Impfstoffen herauszuschlagen wie möglich. Dafür ist das Virostatikum Remdesivir von Gilead Sciences ein geradezu klassisches Beispiel.

Bevor Remdesivir zugelassen wurde, lobte Dr. Fauci das Medikament in den höchsten Tönen und bezeichnete es als die wirksamste derzeit verfügbare Behandlung für COVID-19. Zur Untermauerung seiner Worte zitierte er den Erfolg einer von NIAID durchgeführten Studie – das ist ganz zufällig eine von ihm geleitete Organisation. Sobald das Medikament dann von der FDA zugelassen war, stieg der Wert des Unternehmens um 12 Milliarden Dollar, was den Aktionären ansehnliche Gewinne einbrachte.[17]

Im Juni 2020 kündigte Gilead Sciences an, amerikanischen Krankenhäusern pro Remdesivir-Dosis 520 Dollar berechnen zu wollen. Bei einem privat versicherten Patienten würden sich die Behandlungskosten in diesem Fall auf 3120 Dollar belaufen, weil die meisten Patienten im Lauf von 5 Tagen sechs Ampullen des Medikaments benötigen. Aufgrund von Vereinbarungen zwischen Gilead und anderen Arzneimittelherstellern, die Remdesivir zu deutlich geringeren Kosten herzustellen, kann das Unternehmen den Behörden anderer Länder sein Medikament für »nur« 390 Dollar pro Dosis anbieten.[18]

Noch in demselben Monat kaufte die amerikanische Regierung Remdesivir für mehr als eine halbe Million Behandlungsverläufe ein, was der gesamten Produktionskapazität des Herstellers für 3 Monate entsprach. Bei einem Preis von 3120 Dollar pro Behandlung beläuft sich alleine dieser Erstverkauf auf mehr als 1,5 Milliarden Dollar. Wie viel Reingewinn bleibt Gilead davon? Man schätzt die Herstellungskosten für Remdesivir auf 0,93 Dollar pro Behandlungstag, was noch

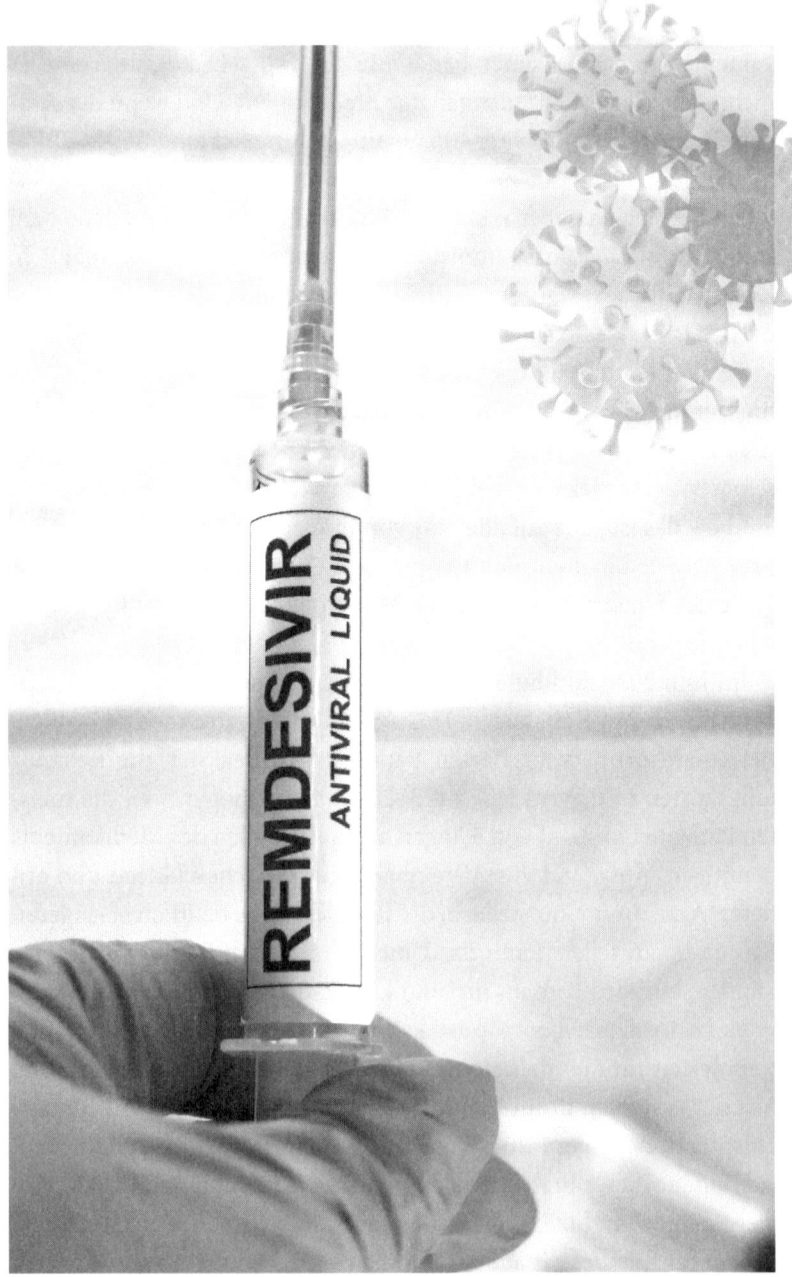

nicht einmal 6 Dollar für die gesamte 5-tägige Behandlung wären. Patienten, die das Medikament verabreicht bekommen, müssen im Endeffekt 2-mal dafür bezahlen: einmal über ihre Steuern und dann ein zweites Mal über ihre Krankenhausrechnung.

Bei solchen Preisen macht jemand eindeutig einen Mordsgewinn. Doch es kommt noch schlimmer: Die amerikanische Konsumentenschutzorganisation Public Citizen schätzt, dass Steuerzahler in den USA, Europa und Asien insgesamt 70,5 Millionen Dollar an Entwicklungskosten für Remdesivir aufgebracht haben.[19] Da ein Großteil der Forschung von Regierungsbehörden der Vereinigten Staaten und über staatliche Zuschüsse finanziert wurde, drängt sich die Frage auf, ob Remdesivir nicht eigentlich Gemeingut sein sollte. Stattdessen verlangt Gilead einen Spitzenpreis für das Medikament und behält das Verkaufsmonopol darauf. Der Hersteller ließ sich Remdesivir in siebzig Ländern patentieren, wobei das letzte dieser Patente erst 2036 ausläuft.

Im Gegensatz dazu lief das Patent für Hydroxychloroquin bereits vor Jahren aus, was bedeutet, dass dieses Arzneimittel von jedem hergestellt werden kann. Es hat sich als wirksam gegen COVID-19 erwiesen, ohne schwere Nebenwirkungen hervorzurufen, und kostet etwa 20 Dollar für die gesamte Behandlung. Und dass Hydroxychloroquin tatsächlich Leben retten kann, haben klinische Studien bewiesen, wohingegen Remdesivir noch laut keiner klinischen Studie Leben gerettet hat. Dennoch wird von Hydroxychloroquin dringend abgeraten, während Remdesivir über den grünen Klee gelobt und als »bahnbrechend« beworben wird. Warum unterstützt man ein kostspieliges Medikament, das nicht nur von zweifelhaftem Nutzen ist, sondern sogar schwere Nebenwirkungen nach sich zieht, und bringt eine kostengünstige, sichere Alternative in Misskredit? Auch hier lohnt es sich, der Spur des Geldes zu folgen: Hydroxychloroquin macht letztlich sämtliche anderen Virostatika oder Impfstoffe überflüssig, die derzeit gegen die Pandemie entwickelt werden, ihren Herstellern aber Einnahmen in Milliardenhöhe bringen.

Moderna

Obwohl die Entwicklung von Impfstoffen normalerweise Jahre dauert, hielt Moderna Inc. bereits am 16. März 2020 einen COVID-19-Impfstoff zur klinischen Erprobung parat – nur 5 Tage, nachdem die WHO das neue Coronavirus zum Auslöser einer globalen Pandemie erklärt hatte, und nur 42 Tage, nachdem die Gensequenz des Virus von chinesischen Wissenschaftlern auf einer frei zugänglichen Website veröffentlicht worden war. Es ist merkwürdig, dass Moderna nicht mehr als 6 Wochen zur Entwicklung eines neuen Impfstoffs benötigte, zumal es bisher niemandem gelungen ist, eine wirksame Impfung gegen Coronaviren auf den Markt zu bringen. Hatte das Biotechnologieunternehmen vielleicht schon lange vor dem Ausbruch Zugriff auf wichtige Informationen über das Virus? Und wenn ja, wie und von wem hat es diese Informationen erhalten?

Moderna ist in Cambridge im US-Bundesstaat Massachusetts ansässig und wurde von einer Investorengruppe im September 2010 gegründet. Der französische Geschäftsmann Stéphane Bancel, vormals Geschäftsführer der Biotech-Firma BioMérieux, wurde 2011 als CEO des neuen Unternehmens engagiert.

Moderna Inc. befasst sich in erster Linie mit Medikamenten- und Impfstoffentwicklung mit besonderem Schwerpunkt auf RNS-Viren, zu denen auch die Coronaviren gehören. Ein Großteil der Moderna-Forschung besteht darin, synthetische Boten-RNS (mRNS) in lebende Zellen von Patienten einzubringen, damit diese ihre eigenen Abwehrmechanismen aufbauen. Es handelt sich dabei um eine neuartige Methode, die mittlerweile von mehreren großen Pharma- und Biotech-Firmen wieder aufgegeben wurde, da man der gefährlichen Nebenwirkungen durch das Einbringen von RNS in Zellen nicht Herr wurde. Bis Juli 2020 wurde kein einziges mRNS-Medikament für den Einsatz am Menschen zugelassen.

Bis 2016 hatte Moderna 550 Millionen Dollar an Fördermitteln erhalten – darunter 240 Millionen von AstraZeneca, 125 Millionen von Alexion, 100 Millionen von Merck und 20 Millionen Dollar von der Bill & Melinda Gates Foundation.[20] Noch in demselben Jahr kündigte das Unternehmen an, mit den Tests von sechs Medikamenten an Menschen beginnen zu wollen; es waren die ersten Moderna-Produkte, die an diesen Punkt gelangt waren. 4 Jahre danach gibt es nach wie vor keine veröffentlichten Testergebnisse, keine erhältlichen Produkte und keine Verlautbarungen. Waren die Tests gescheitert? Das wäre immerhin eine Erklärung dafür, warum Moderna nichts mehr von sich hören ließ.

Üblicherweise haben es Unternehmen eilig damit, ihre Testresultate zu veröffentlichen, sich zu etablieren und einen guten Ruf innerhalb der Branche aufzubauen, um Investoren und Kooperationspartner anzuziehen. Moderna hingegen hat nur den Ruf, Geheimhaltung zu betreiben. Kaum eine der Forschungsarbeiten der Firma wurde je publiziert, keine einzige Moderna-Studie wurde von Fachkollegen überprüft oder wissenschaftlich validiert. Dieses Verhalten veranlasst viele Forscher zu der Frage, was mit diesem Unternehmen los ist.[21] Manche fragen sich auch, ob Moderna überhaupt ein seriöses Unternehmen ist – und verweisen dabei auf Theranos, ein anderes Biotech-Unternehmen, dem es mit gefälschten Daten gelang, Hunderte Millionen Dollar an Investitionen zu generieren.[22] Die Gründerin des Unternehmens hatte ein Privatvermögen von 4,5 Milliarden Dollar angehäuft, bevor der Schwindel aufflog.

Obwohl Moderna viele Patente besitzt, hat das Unternehmen bis 2020 keine Produkte auf den Markt gebracht. Sein COVID-19-Impfstoff ist das erste und einzige Moderna-Produkt, das es je zu einer signifikanten klinischen Studie gebracht hat. Es wirkt ziemlich verdächtig, dass das bisher einzige Produkt dieser Firma eines ist, das genau zum richtigen Zeitpunkt daherkam, um die COVID-19-Krise zu bewältigen und die Konkurrenz um Monate oder gar Jahre aus-

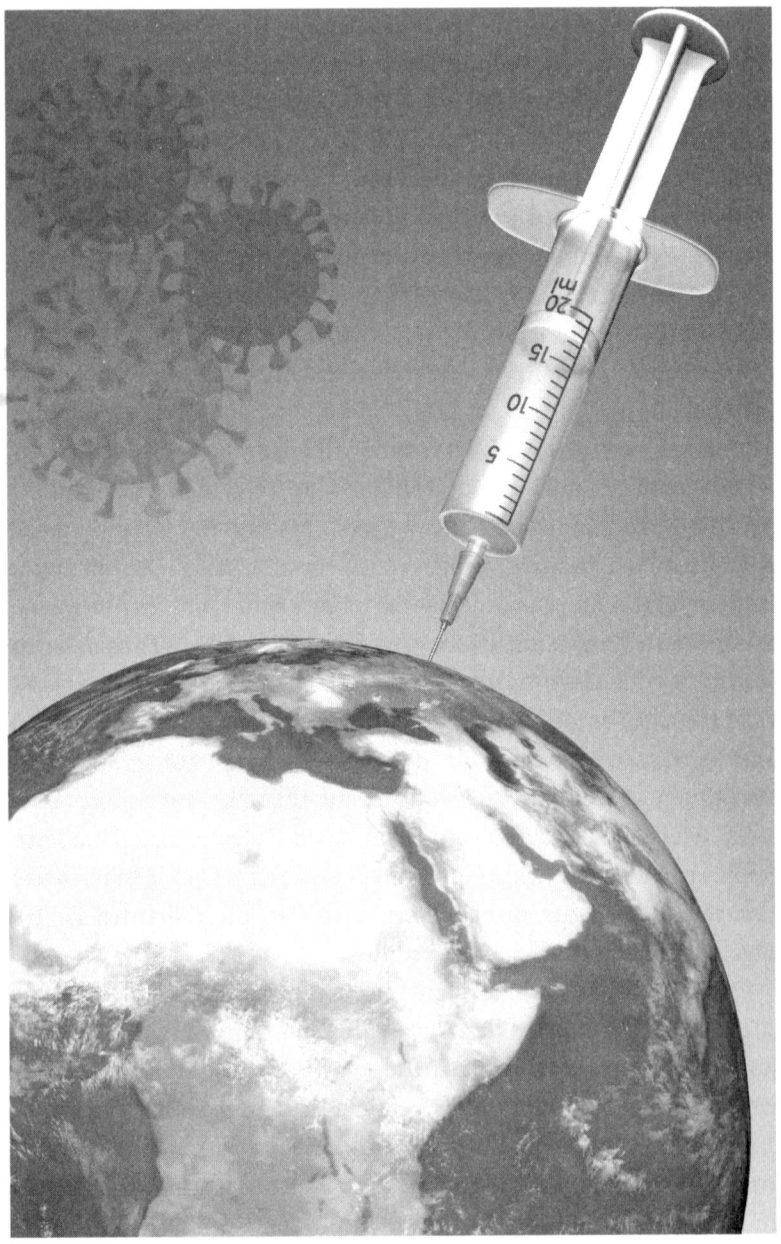

zustechen. Auch nach Beginn der Testphase für diesen Impfstoff hat Moderna die entsprechenden Daten zurückgehalten, was für klinische Studien wie diese zumindest ungewöhnlich ist. Versucht man hier etwas zu verbergen?

Dabei hat Moderna den Impfstoff nicht einmal selbst entwickelt, sondern dieser ist das Ergebnis einer Gemeinschaftsarbeit mit Wissenschaftlern des National Institute of Allergy and Infectious Diseases (NIAID), der von Dr. Fauci geleiteten Organisation. Fauci war also ganz offensichtlich an der Entwicklung des besagten Impfstoffs beteiligt und wird möglicherweise sogar von den damit zu erzielenden Gewinnen profitieren, entweder durch Lizenzgebühren auf Patente oder durch die Wertsteigerung der Unternehmensaktien. Im April dieses Jahr erhielt Moderna 483 Millionen Dollar von der US-Regierung, um die Entwicklung seines Corona-Impfstoffs zu beschleunigen. Auch ein Teil dieser Summe könnte in Form von Beratungsgebühren an Fauci gehen. Es ist auffällig und zugleich verdächtig, dass Fauci überall in dieser Pandemie mitmischt. Das beginnt mit seiner Beteiligung an der Genehmigung und Finanzierung der Gain-of-Function-Forschung an Coronaviren, setzt sich mit den Geldmitteln für die Virenmutationsforschung am Institut für Virologie Wuhan und der Impfstoffforschung bei Moderna fort und geht bis zu seiner persönlichen Beteiligung an der Impfstoffentwicklung – und seinem Bestehen darauf, dass wir uns alle weiterhin zu Hause einsperren und bestimmte Geschäfte sowie Schulen geschlossen halten sollen, bis eine Impfung bereitsteht.

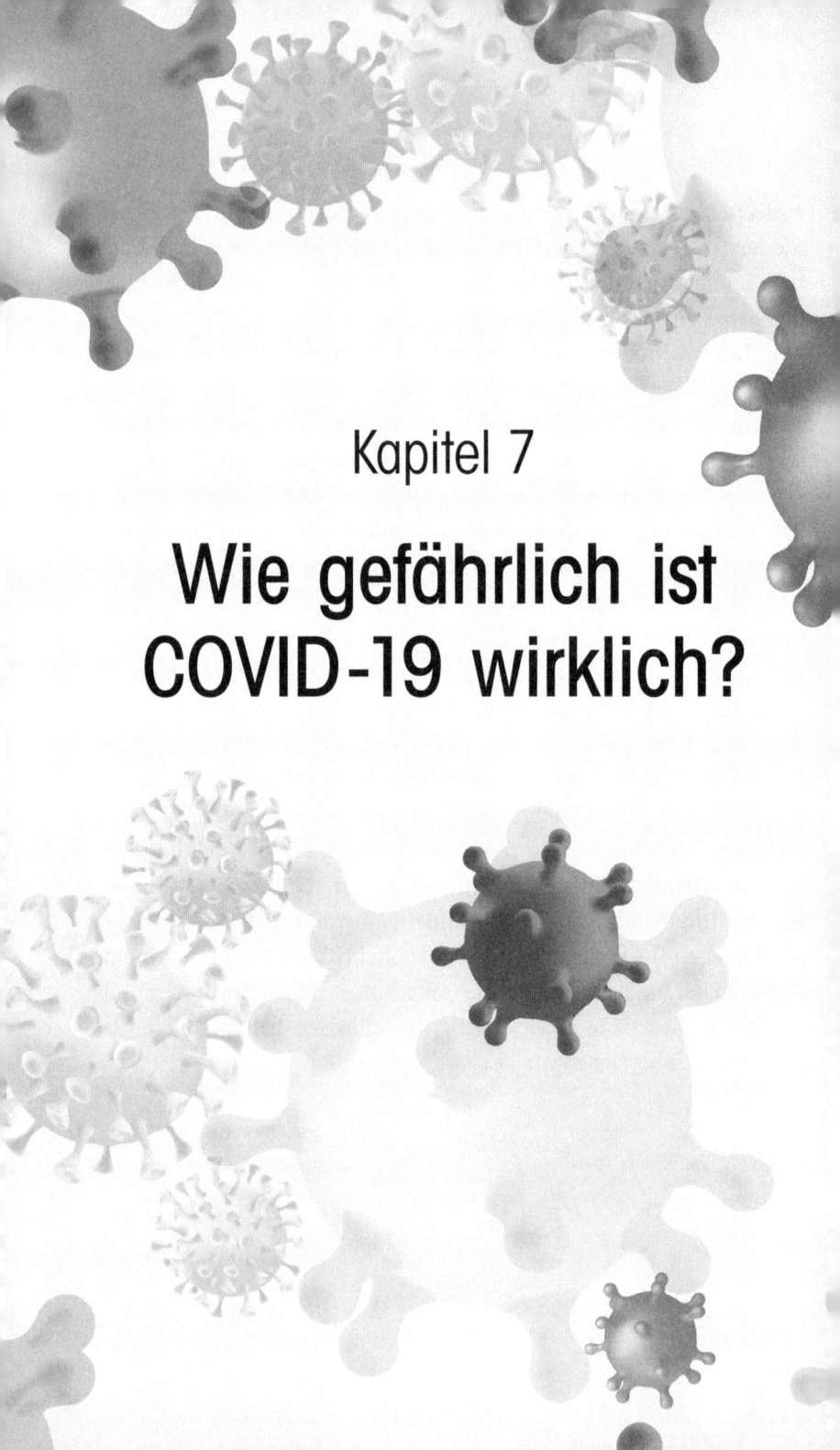

Kapitel 7

Wie gefährlich ist COVID-19 wirklich?

Alarm schlagen

Sobald die WHO die Ausbreitung des Virus SARS-CoV-2 offiziell zur Pandemie erklärt hatte, gerieten die Medien in höchste Aufregung und schlugen mit dramatischen Warnungen Großalarm. Die Zeitungen übertrumpften einander mit Schlagzeilen wie »Zahl der Todesopfer steigt«, »Leichenbeschauer bereiten sich auf Corona-Todesfälle vor« oder »Präsident ruft Notstand aus«. Man hatte den Eindruck, die Spanische Grippe oder die Beulenpest, die im 14. Jahrhundert in Europa wütete, würde sich wiederholen.

Regierungen in aller Welt ergriffen so offensive und umfassende Maßnahmen zur Eindämmung des Virus, wie das noch nie bei einer Pandemie der Fall gewesen war. Im Interesse der Volksgesundheit ist es natürlich besser, auf eine Krise wie diese überzureagieren, statt zu wenig zu unternehmen. Und die Medien haben natürlich die Pflicht, darüber zu berichten. Da Medien aber von realen und eingebildeten Krisen leben, neigen sie in einem solchen Fall zur Sensationsgier. Da sich kein Medium von der Konkurrenz ausstechen lassen will, versuchen sie einander mit den wildesten Stories zu übertrumpfen und erzeugen auf diese Weise eine nationale Krise, die es vielleicht gar nicht gibt.

Gewählte Beamte, Bürokraten und Vertreter der Gesundheitsbehörden auf allen Regierungsebenen müssen vor allem befürchten, zu wenig auf eine Krise zu reagieren. Wenn das Virus sich ausbreitet, sind schließlich sie diejenigen, die zur Verantwortung gezogen werden, weil sie eventuell bestimmte Vorkehrungen nicht getroffen haben, die anderswo durchgesetzt wurden. Schließt also eine Schule, ziehen die anderen daher nach. Das liegt daran, dass Schulleiter und Universitätsverwaltungen zur Rechenschaft gezogen werden, wenn viele ihrer Schüler respektive Studenten erkranken, während andere Bildungsinstitutionen längst geschlossen haben. Viele Unternehmen, Behörden und Gotteshäuser folgten diesem Beispiel, zum Großteil aufgrund staatlicher Verfügung. In vielen Städten und Länden wurden Lockdown-Maßnahmen erlassen, die den Aufenthalt außerhalb der eigenen vier Wände einschränkten. Ausgenommen davon wurden nur Menschen mit systemrelevanten Berufen. Durch die Panikmache der Medien und die übertriebene Reaktion der staatlichen Behörden, die sich in erster Linie absichern wollten, waren die Menschen verängstigt und gerieten sogar in Panik. Manche Leute waren so hysterisch, dass sie Toilettenpapier, Desinfektionstücher und Lebensmittel zu horten begannen. Als die Regale in den Läden dann geplündert waren, gingen viele andere Menschen leer aus.

Dabei hat die Welt schon weitaus schwerwiegendere Krisen überstanden. Immerhin haben wir es hier nicht mehr mit der Pest zu tun, an der einst die Hälfte der Bevölkerung Europas starb, oder mit der Spanischen Grippe, die weltweit mehr als 50 Millionen Todesopfer forderte. Natürlich stimmt es, dass Hunderttausende Menschen weltweit an COVID-19 erkrankt und ein paar Tausend daran gestorben sind. Es besteht also durchaus Anlass zur Sorge, doch die Situation ist nicht annähernd so schlimm, wie sie von den Medien und Behörden dargestellt wird. In Wirklichkeit ist diese Pandemie nicht schlimmer als die jährliche Grippe, die nie so viel Öffentlichkeit erhält und um die nie ein solches Trara gemacht wird.

Übertreiben der Gefährlichkeit

Als COVID-19 in China auftauchte und sich auf andere Länder auszubreiten begann, gab es berechtigten Grund zur Sorge, denn beim Erreger dieser Krankheit handelte es sich um ein »neuartiges« Virus beziehungsweise eines, das beim Menschen noch nie beobachtet worden war. Wir wussten nicht, wie tödlich es war oder wie schnell es sich verbreiten konnte. Und da niemand je zuvor mit diesem Virus in Kontakt gekommen war, musste man annehmen, dass auch niemand dagegen immun war. COVID-19 hatte das Potenzial, sich zu einer weltweiten Katastrophe auszuwachsen. Nun können wir jedoch zurückblicken, weil wir die Art des Krankheitserregers und seine Gefährlichkeit mittlerweile viel besser verstehen, und erkennen, dass unsere anfänglichen Befürchtungen übertrieben waren. Zwar stellt COVID-19 mit Sicherheit ein Problem dar, ist aber längst nicht so entsetzlich wie ursprünglich vermutet.

Erste Schätzungen zur Todesrate von COVID-19 lagen zwischen 2 und 4 Prozent. Auf Grundlage der damals vorhandenen Daten stellten Nachrichtensprecher und Reporter Vergleiche zwischen der Sterblichkeitsrate der jährlichen Grippe und der von COVID-19 an. Da die Grippe-Sterblichkeitsrate oft mit 0,1 Prozent angegeben wird, sagte man der COVID-19-Pandemie nach, 20- bis 40-mal tödlicher zu sein. In der Zwischenzeit hat sich jedoch herausgestellt, dass diese anfänglichen Daten irreführend waren. Sterblichkeitsraten sollten auf der Anzahl der Menschen basieren, die sich infiziert haben, und dann auf dem Prozentsatz dieser Infizierten, die an der Krankheit verstorben sind. Die gemeldeten Sterblichkeitsraten bauten aber auf der Anzahl bestätigter Fälle von Menschen auf, die nach ihrer Erkrankung ärztliche Hilfe suchten – und nicht auf der Gesamtzahl der Fälle. Die weit überwiegende Mehrheit der Infizierten wies keinerlei Symptome auf und wurde daher auch nicht in die Berechnung der wahren Todesrate einbezogen.

Aktuellen Forschungsergebnissen zufolge treten bei bis zu 86 Prozent der mit COVID-19 infizierten Personen keinerlei Symptome auf.[1] Die große Mehrheit der Menschen, die das Virus in sich tragen, merkt gar nichts davon. Ihre Körper sind stark genug, das Virus abzuwehren, ohne dass sie irgendwelche Beschwerden oder Beeinträchtigungen verspüren. Bedenkt man aber, dass 86 Prozent aller Betroffenen kaum oder gar keine Symptome aufweisen, zeigt der Blick auf die bestätigten Fallzahlen und Todesfälle, dass die tatsächliche Sterb-

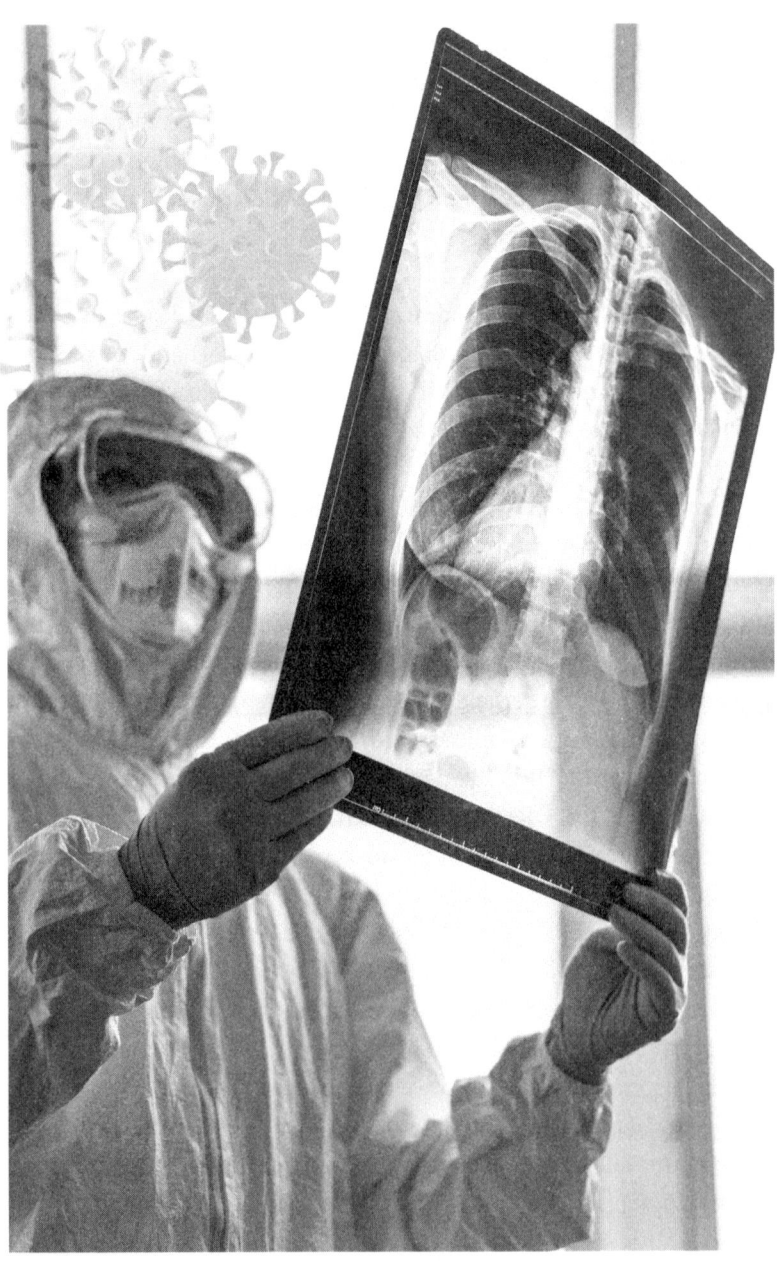

lichkeitsrate für COVID-19 nur bei 0,05 Prozent liegt. Das ist nur halb so viel wie bei der jährlichen Grippe.

Vergleichen wir nun die Todesraten unter jenen Personen, die krank genug waren, um ins Krankenhaus eingeliefert zu werden. Praktisch alle Menschen, bei denen kein Krankenhausaufenthalt notwendig war, haben sich nämlich von der Infektion erholt, denn für sie war wie bei den meisten saisonalen Viren COVID-19 nur eine vorübergehende Krankheit. Während der Grippesaison des Jahres 2018/19 wurden laut einer Schätzung der amerikanischen Centers for Disease Control and Prevention (CDC) 35,5 Millionen Amerikaner infiziert, von denen sich 16,5 Millionen Personen so krank fühlten, dass sie ärztliche Hilfe in Anspruch nahmen. 490 600 Menschen kamen ins Krankenhaus, und 34 200 Personen starben an der Grippe. Vorherrschend während dieser Grippesaison waren die Influenza-A-Viren H1N1 und H3N2. Die CDC stuften die Grippe in diesem Jahr in allen Altersgruppen als mittelschwer ein. Mit anderen Worten: Todesrate und Krankheitshäufigkeit entsprachen in dieser Grippesaison den Durchschnittswerten.[2]

Berücksichtigt man, dass die Sterblichkeitsrate bei hospitalisierten Patienten viel höher liegt als bei der Gesamtzahl der Infizierten, so kann man den Schweregrad von Influenza A mit COVID-19 vergleichen, indem man sich die Anzahl der Patienten ansieht, die so stark betroffen waren, dass sie ins Krankenhaus eingeliefert werden mussten und starben. Von den 490 000 amerikanischen Patienten, die im besagten Winter mit Influenza A ins Krankenhaus eingeliefert wurden, starben 34 200 Personen. Das ist eine Sterblichkeitsrate von 7 Prozent unter den am schwersten betroffenen Patienten. Im Vergleich dazu starben von den ersten 138 Patienten, die in Wuhan mit COVID-19 ins Krankenhaus kamen, nur 6 Personen, was auf eine Sterblichkeitsrate von 4,3 Prozent hindeutet. Damit wäre die Todesrate für COVID-19 etwa halb so hoch wie die für hospitalisierte Patienten, die an Influenza A leiden. Auch hier kommen wir also auf eine Sterblichkeitsrate, die bei etwa 50 Prozent der Grippe-Todesrate liegt.

Bevölkerungsstichproben aus China, Italien und den USA liefern weitere Belege. Um den 31. Januar 2020 wurden Flugzeuge nach Wuhan geschickt, um Bürger anderer Länder von dort zu evakuieren. Nach der Rückkehr dieser Maschinen wurden die Passagiere auf COVID-19 getestet und unter Quarantäne gestellt. Nach 14 Tagen belief sich der Anteil der positiv getesteten Personen auf 0,9 Prozent. Wenn dies der Prävalenz im Großraum Wuhan am 31. Januar entspricht, dann wären dort von einer Gesamtbevölkerung von etwa 20 Millionen 178 000 Personen infiziert gewesen, also etwa 30-mal mehr als die Zahl der gemeldeten Fälle. Damit hätte die Sterblichkeitsrate mindestens 10-mal niedriger gelegen als die Schätzungen auf Grundlage der gemeldeten Fälle.

Vo ist eine Gemeinde in der italienischen Provinz Padua. Am 6. März 2020 wurden alle 3300 Einwohner dieser Gemeinde auf COVID-19 getestet. 90 Personen erwiesen sich als positiv, was einer Krankheitshäufigkeit von 2,7 Prozent entspricht. Man kann davon ausgehen, dass der Prozentsatz an Infizierten in der gesamten Provinz Padua ähnlich ist. Padua hatte 198 gemeldete Fälle. Wendet man die Prävalenzrate von 2,7 Prozent auf die Gesamtbevölkerung Paduas (955 000 Menschen) an, so würde dies bedeuten, dass 26 000 Personen mit dem Virus infiziert waren, was 130-mal so viel ist wie die Anzahl der gemeldeten Fälle. Dieses Beispiel zeigt deutlich, dass wesentlich mehr Menschen mit dem Virus infiziert sind als nur diejenigen, die sich krank fühlen – und das stimmt mit dem Wert von 86 Prozent der positiv getesteten Fälle überein, bei denen keinerlei Symptome auftreten. Italien hat zwar auf Grundlage der bestätigten Fälle eine Sterblichkeitsrate von 8 Prozent gemeldet, doch angesichts der obigen Zahlen dürfte der tatsächliche Wert eher bei 0,06 Prozent liegen.

Der COVID-19-Ausbruch im chinesischen Wuhan wurde am 31. Dezember 2019 bekannt gegeben. Zu diesem Zeitpunkt hatte das Virus aber bereits Hunderte oder vielleicht sogar Tausende Personen in Wuhan und vielen anderen chinesischen Städten infiziert. Der erste bekannte Fall in den USA trat am 15. Januar 2020 im Bundesstaat Washington auf; es handelte sich um einen Mann, der von einem Verwandtenbesuch aus Wuhan zurückgekehrt war. Wahrscheinlich ist das Coronavirus aber bereits vor diesem Zeitpunkt in die USA gelangt, da vor Bekanntwerden des Ausbruchs viele weitere Reisende aus China in die Vereinigten Staaten zurückgekehrt waren. Da sich COVID-19 als hochansteckend erwies, nimmt man an, dass sich die Anzahl der infizierten Personen etwa alle 3 Tage verdoppelte. Wenn der erste infizierte Reisende am 1. Januar in die USA kam, könnte sich das Virus bis zum 9. März auf bis zu 6 Millionen Amerikaner ausgebreitet haben. Laut Angaben der CDC gab es bis zum 23. März 2020 in den USA insgesamt 499 Todesfälle, die auf COVID-19 zurückzuführen waren. Sollten tatsächlich 6 Millionen Menschen infiziert gewesen sein, dann läge die Sterblichkeitsrate also bei 0,01 Prozent. Auch bei einer in diesem Fall weit höheren Infektionsrate übersteigt die Todesrate immer noch nicht die der saisonalen Grippe.

Laut einem weiteren CDC-Bericht gab es bis zum 31. März 2020 in den USA 180 271 gemeldete COVID-19-Fälle und 3573 Todesfälle. Demgegenüber gab es in demselben Zeitraum 38 bis 54 Millionen Grippefälle, die bei 24 000 bis 62 000 Menschen zum Tod führten.[3] Demnach ist COVID-19, was die Anzahl der Krankheits- oder Todesfälle angeht, nicht annähernd mit der Grippe vergleichbar. Die CDC stellte nach der ersten Aprilwoche dieses Jahres die Auflistung der Grippestatistiken auf ihrer Website ein, sodass seither die Anzahl der Todesfälle, die COVID-19 zugeschrieben werden, durch Hinzuzählung der meisten Grippetoten stark aufgebläht wird. Allerdings wird damit auch jeder weitere Vergleich unzuverlässig und hinfällig.

Seit April 2020 sind nicht einmal mehr Tests erforderlich, damit eine Erkrankung als COVID-19-Fall eingestuft wird. Eine einfache Infektion der oberen Atemwege genügt – und schon wird man mit hoher Wahrscheinlichkeit als COVID-19-Fall kategorisiert. Auch dadurch wird die Gesamtzahl künstlich hochgeschraubt.

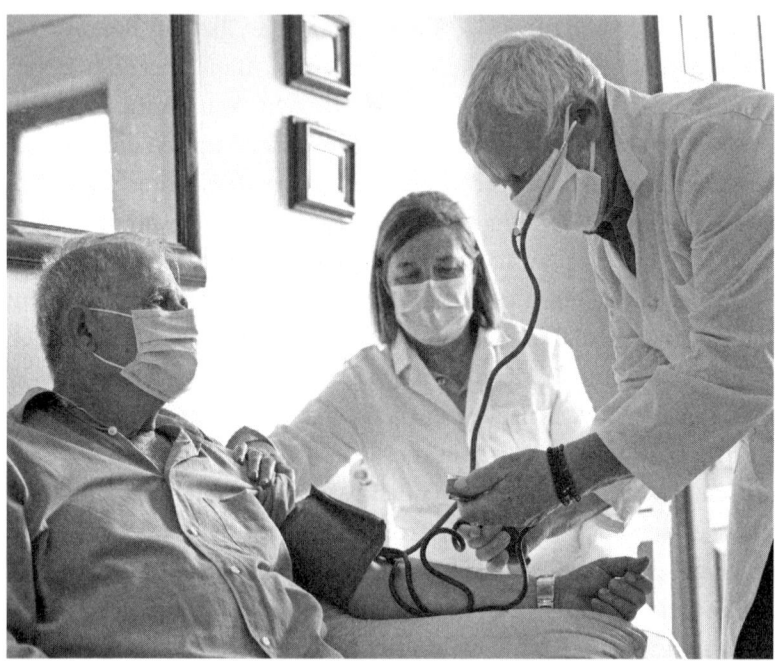

Zu Beginn der Pandemie fingen die Krankenhäuser an, sich auf einen Ansturm von COVID-19-Fällen vorzubereiten. Sämtliche Behandlungen und Operationen wurden abgesagt, um medizinisches Personal und Betten für die erwartete Welle von Pandemieopfern zur Verfügung zu stellen. Ärzte und Krankenhauspersonal warteten und warteten. Ein paar Patienten mit Atemwegsbeschwerden wurden mit Verdacht auf COVID-19 aufgenommen, doch der Ansturm blieb aus. Die erwartete Flut von Coronavirus-Patienten entpuppte sich eher als ein ruhig dahinplätschernder Bach. »Anfangs hieß es, die Krankenhäuser sollten möglichst schnell alle Patienten loswerden«, sagte der britische Arzt und Bestsellerautor Malcolm Kendrick in einem Interview. Danach füllten sich die Krankenhäuser aber nicht so schnell wie erwartet, sondern blieben meist leer, während das medizinische Personal untätig herumsaß. »Irgendwann war mein örtliches Krankenhaus nur zu einem Viertel belegt«, erzählte Kendrick weiter. »Das Personal spazierte herum und hatte nichts zu tun. Man hört immer wieder, dass das gesamte NHS-Personal [NHS ist die Abkürzung für den National Health Service, das staatliche Gesundheitssystem in Großbritannien; Anm. d. Übers.] 20-mal mehr hätte arbeiten müssen als je zuvor. Das ist völliger Unsinn. Schrecklich viele Menschen standen herum und wussten absolut nichts mit sich anzufangen. In der Notaufnahme war es noch nie so ruhig wie heute.« Und das gilt für die meisten Krankenhäusern.[4]

COVID-19 tötet nicht wahllos

COVID-19 ist zwar potenziell tödlich, tötet aber nicht wahllos, sondern sucht sich seine Opfer sorgfältig aus. Wie ein Scharfschütze hat es diese Krankheit auf eine ausgewählte Personengruppe abgesehen – nämlich Menschen mit geschwächtem Immunsystem. Junge, gesunde Menschen sind weniger davon betroffen. Sie können sich zwar mit dem Virus infizieren, sind jedoch körperlich in der Lage, es mit wenigen oder gar keinen Symptomen abzuwehren. Danach sind sie für den Rest ihres Lebens weitgehend immun dagegen.

Wie bei den meisten saisonalen Virusinfektionen sind also auch in diesem Fall ältere Menschen am anfälligsten, weil sie die geringste Resistenz gegen Infektionskrankheiten haben. Daher sind es auch sie, die die stärksten Vorsichtsmaßnahmen treffen müssen. Jüngere Menschen können zwar auch an COVID-19 erkranken, genesen aber fast in allen Fällen, denn unser Körper ist auf die Abwehr von Infektionen eingestellt und kämpft ständig gegen die Mikroben in unserer Umgebung, auch wenn wir uns dessen nicht bewusst sind.

Besonders anfällig für COVID-19 sind Menschen mit Vorerkrankungen, die ihre Abwehrkräfte gegen Infektionen verringern. Das Alter spielt hier eine wesentliche Rolle, obwohl es auch jüngere Menschen gibt, deren Immunabwehr geschwächt ist. Mit zunehmendem Alter nimmt die Krankheitsresistenz aber generell ab, und Gesundheitsprobleme wie Diabetes, Emphyseme und chronische Bronchitis treten mit zunehmender Häufigkeit auf. Jede chronische Erkrankung belastet das Immunsystem und macht die betroffene Person anfälliger für Infektionen.

Obwohl COVID-19 Menschen aller Altersstufen in Angst und Schrecken versetzte, waren tatsächlich ältere Menschen am meisten gefährdet. Das Risiko einer Erkrankung und eines schweren Krankheitsverlaufs nimmt dramatisch ab, je jünger man ist. In den ersten Monaten der Pandemie wurden nur sehr wenige Kinder oder Jugendliche unter 19 Jahren krank, nämlich 0,2 Prozent. Todesfälle in dieser Altersgruppe wurden aus den USA nicht gemeldet.

Laut CDC machten in den ersten paar Monaten der COVID-19-Pandemie in den USA Menschen im Alter von 65 Jahren oder darüber 31 Prozent der gemeldeten Fälle, 45 Prozent der Krankenhauseinweisungen, 53 Prozent der Einweisungen in die Intensivstation und 80 Prozent der Todesfälle aus. Den höchsten Prozentsatz an schweren Krankheitsverläufen gab es bei Personen, die 85 Jahre oder älter waren. Ältere Menschen machten nur 31 Prozent der gemeldeten Erkrankungen, aber bis zu 80 Prozent der Todesfälle aus.[5]

Die Sterblichkeitsrate in einem bestimmten Land hängt stark von der Altersstruktur, der Zusammensetzung der infizierten Population und dem Umgang mit den Krankheitsfällen ab. Bei Menschen unter 45 Jahren liegt die COVID-19-Todesrate fast bei 0 Prozent, bei 45- bis 70-Jährigen zwischen 0,05 und 0,3 Prozent. Erst bei Menschen über 70 Jahre steigt sie auf ein Prozent an.[6] Am höchsten ist die Sterblichkeitsrate mit 10 bis 27 Prozent aber bei Personen ab 85 Jahren. Das Risiko ist bei gebrechlichen, geschwächten Menschen mit mehreren Vorerkrankungen am größten, vor allem, wenn sie in Pflegeheimen untergebracht sind. In den USA liegt die Anzahl der in Pflegeheimen lebenden Menschen unter einem Prozent; diese

Bevölkerungsgruppe macht jedoch erschütternde 43,4 Prozent der COVID-19-Todesfälle aus.

Atemwegsinfektionen kommen in Pflegeheimen nicht nur bei Pandemien vor, sondern treten jedes Jahr auf. In der Regel erfahren wir nichts über sie, weil sie Teil ganz normaler saisonaler Erkrankungen sind, wie sie auf der ganzen Welt vorkommen. Patienten von Langzeitpflegeeinrichtungen sind davon in der Regel am stärksten betroffen und machen einen Großteil der Sterbestatistiken aus, mit denen man dem Rest der Bevölkerung Angst einjagt, um sie zu den jährlichen Grippeimpfungen zu motivieren. Laut Schätzungen der CDC kam es in den USA während der Grippesaison 2017/18 zu 61 000 Todesfällen. Die Gesundheitsbehörde berichtet, dass die Krankheit in dieser Saison »untypisch war, weil sie sich in allen Altersgruppen schwer auswirkte«. 67 Prozent der Patienten, die mit Grippe ins Krankenhaus eingeliefert wurden, waren Erwachsene im Pflegeheimalter, auf die auch 83 Prozent (50 630) aller Todesfälle entfielen.[7]

Für die Gesamtbevölkerung hat sich COVID-19 als nicht schwerwiegender als die Grippe erwiesen. Für Kinder bis 15 Jahre ist das Risiko gleich null. Die Wahrscheinlichkeit, an einem Blitzschlag zu sterben, beträgt 1:700 000. Für die genannte Altersgruppe liegt die Wahrscheinlichkeit, an COVID-19 zu sterben, bei 1:3,5 Millionen.[8] Am stärksten gefährdet sind, wie gesagt, ältere Menschen und solche mit bereits bestehenden gesundheitlichen Problemen.

»Unsere Ergebnisse sind ähnlich wie die im gesamten Bundesstaat Pennsylvania, wo das durchschnittliche Sterbealter für COVID-19-Patienten bei 84 Jahren liegt«, sagte Dr. Steven Shapiro, medizinischer und wissenschaftlicher Leiter des University of Pittsburgh Medical Center.

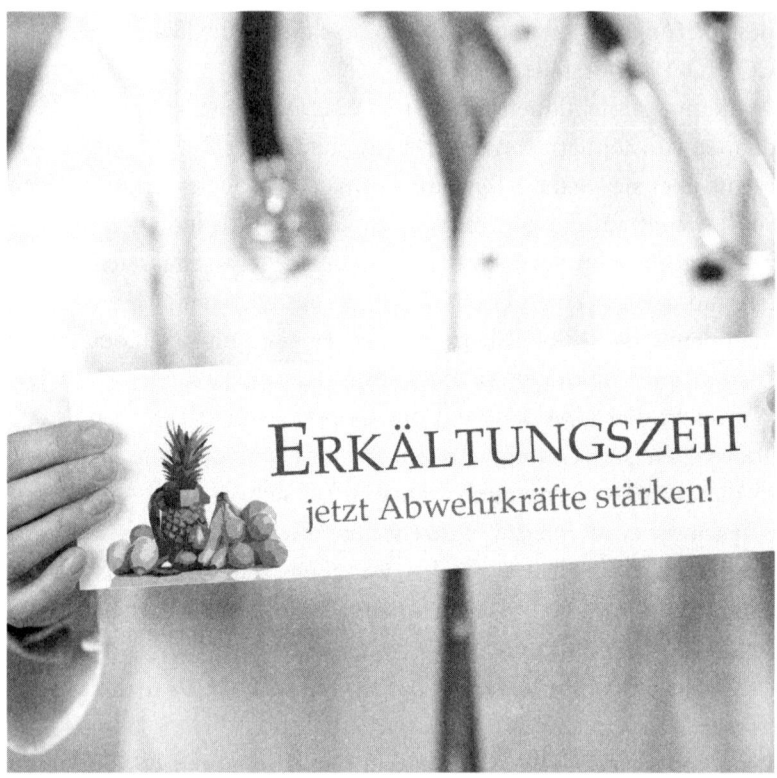

Die wenigen jüngeren Patienten, die daran starben, hatten durchweg signifikante Vorerkrankungen. Nur sehr wenige Kinder wurden infiziert, und keines davon starb. Diese Zahlen gelten auch für die Minderheiten in unseren Gemeinden, aber wir wissen, dass dies nicht auf Bundesebene zutrifft. **Zusammenfassend lässt sich sagen, dass es sich um eine Krankheit älterer, kranker und armer Menschen handelt.**[9]

COVID-19 ist also keine Erkrankung, die junge oder relativ gesunde Menschen betrifft.

Sie könnten bereits immun sein

Seit Anbeginn der COVID-19-Pandemie wird allerorten stark betont, wie wichtig es sei, einen Impfstoff gegen die Krankheit zu entwickeln. Eine Impfung wird als einzige Lösung des Problems propagiert. Also forscht derzeit die wissenschaftliche Gemeinschaft auf der ganzen Welt verzweifelt an einem neuen Impfstoff, mit dem sich COVID-19 bekämpfen lassen soll. Dabei könnte es sein, dass eine Impfung gar nicht dringend notwendig ist, denn Forscher haben vor Kurzem herausgefunden, dass der Körper eine langfristige Immunität gegen COVID-19 entwickeln kann, wenn er zuvor bestimmten Formen der Erkältung ausgesetzt war. Studien haben gezeigt, dass etwa 60 bis 80 Prozent der Bevölkerung bereits gegen das Coronavirus immun sein könnten.[10,11]

Wenn Jahr für Jahr im Herbst die Erkältungs- und Grippesaison kommt, leiden Millionen Menschen an den mit einer Erkältung einhergehenden verstopften Nebenhöhlen, husten, niesen und fühlen sich schwach. Die Erkältung wird von einem Virus beziehungsweise mehreren Viren verursacht, denn es gibt etwa 200 Viren, die zu einer Erkältung führen können. Die häufigsten unter ihnen sind die Humanen Rhinoviren (HRV), sie sind für mehr als die Hälfte der jährlich auftretenden Erkältungskrankheiten verantwortlich. Die zweithäufigsten sind schon die Coronaviren, die hinter bis zu 30 Prozent der Fälle stecken. Der Rest wird von diversen anderen Atemwegsviren verursacht. Jene Coronaviren, die mit einer Erkältung zusammenhängen, verursachen nur eine leichte erkältungstypische Infektion der oberen Atemwege, die nach 1 bis 2 Wochen wieder vorbei ist. Wie Rhinoviren und die Influenza treten sie weltweit saisonal auf.

SARS-CoV-2, das Virus hinter COVID-19, hat ähnliche genetische Merkmale wie andere Coronaviren, darunter auch die humanen Coronaviren, die wie gesagt Erkältungen hervorrufen. Wenn eine Person bereits einem der Coronaviren ausgesetzt war, entwickelt sein

Körper T-Gedächtniszellen, die zum Abwehrsystem werden, wenn andere Coronaviren den Körper angreifen. Das heißt, dass man gegen diese Viren immun ist. Diese T-Zellen sind eine Unterart der weißen Blutzellen und ein wichtiger Bestandteil des Immunsystems. Sie bereiten den Körper darauf vor, schnell auf das Eindringen von Viren und anderen Organismen zu reagieren. Wegen ihrer Fähigkeit, eine dauerhafte Abwehr gegen Viren aufzubauen, werden sie auch Gedächtniszellen genannt.

Weltweit bemühen sich medizinische Forscher darum, Virostatika und Impfstoffe gegen COVID-19 zu entwickeln. Im Zuge dieser Forschungsarbeiten gab es auch eine Reihe von Studien, bei denen man entdeckte, dass Menschen, deren Körper bereits mit anderen Coronaviren – zum Beispiel SARS und humanen Coronaviren, insbesondere HCoV-OC43 und HCoV-HKU1 – konfrontiert waren, über Antikörper verfügen, die sie vor COVID-19 schützen.[12] Laut einem Forscherteam von der Duke University und der National University of Singapore kann der aus einer früheren Coronavirus-Infektion stammende Immunschutz gegen COVID-19 mindestens 17 Jahre, vielleicht aber sogar lebenslang anhalten.[13] Im Gegensatz dazu erzeugen die derzeit gegen COVID-19 entwickelten Impfstoffe so geringe Mengen an Antikörpern, dass Mehrfachinjektionen erforderlich sind und die erreichte Immunität mit der Zeit nachlässt, sodass wahrscheinlich jedes Jahr eine Nachimpfung erforderlich wäre.

Beim Ausbruch der COVID-19-Pandemie sagte man vorher, dass Dutzende Millionen Menschen mit dem SARS-CoV-2-Virus infiziert werden würden. Die tatsächliche Fallzahl war jedoch weitaus geringer als erwartet. Da humane Coronaviren zu den Auslösern der saisonalen Infektionen gehören, die Jahr für Jahr kommen und gehen, wurden bereits viele Menschen mit ihnen infiziert und haben eine natürliche, lang anhaltende Immunität entwickelt. Das könnte der Grund sein, warum die Anzahl der COVID-19-Infizierten geringer ist als prognostiziert.[14] Die Erkältung, die Sie im vergangenen Jahr oder davor hatten, könnte der Grund dafür gewesen sein, dass Sie in diesem Jahr gesund und vor COVID-19 verschont geblieben sind. Auch wenn viele Vertreter von Regierungen und Gesundheitswesen darauf beharren, dass wir eine Impfung brauchen, bevor wieder Normalität einkehren kann, sind die meisten von uns bereits gegen das Coronavirus immun.

Hunderttausende Menschen wurden positiv auf COVID-19 getestet. Zwar hat sich herausgestellt, dass viele der verwendeten Testsätze fehlerhaft waren und in zahlreichen Fällen fälschlich positive Ergebnisse lieferten, doch es gibt noch ein weiteres Problem: Ein positives Testergebnis kann auch darauf zurückzuführen sein, dass man eine Erkältung hatte – und nicht COVID-19. Millionen Menschen erkranken jedes Jahr an einer Erkältung. Zurzeit sind alle so verängstigt, dass sie hinter dem kleinsten Anzeichen einer Atemwegsinfektion sofort COVID-19 vermuten. Unterziehen sich die Betroffenen dann einem Antikörpertest und erhalten ein positives Ergebnis, so glauben sie gleich, mit SARS-CoV-2 infiziert zu sein. Abgesehen davon wird ihr »Fall« dann zur wachsenden Zahl der COVID-19-Fälle hinzugerechnet, die uns Angst einjagen sollen. Oft, ja womöglich in den meisten Fällen hat man bei einem positiven Ergebnis tatsächlich eine Coronavirus-Infektion – aber nicht mit SARS-CoV-2, sondern mit einem der gutartigeren humanen Coronaviren, die Jahr für Jahr Erkältungen verursachen.

Eine Infektion durch einen der humanen Coronaviren erzeugt Antikörper, die denen von COVID-19 ähneln. Ein positiver Corona-Test kann also durchaus auch bedeuten, dass Sie nur erkältet sind. Das müssen sogar die CDC zugeben. Auf deren Website heißt es: »Ein positives Testergebnis bedeutet, dass Sie Antikörper aus einer Infektion mit einem Virus aus derselben Virenfamilie (genannt Coronaviren) haben, wie beispielsweise dem Virus, das die Erkältung verursacht.«[15]

Wie viele von den Millionen Menschen auf der ganzen Welt, die positiv auf COVID-19 getestet werden, haben tatsächlich COVID-19? Wahrscheinlich viel weniger, als wir glauben.

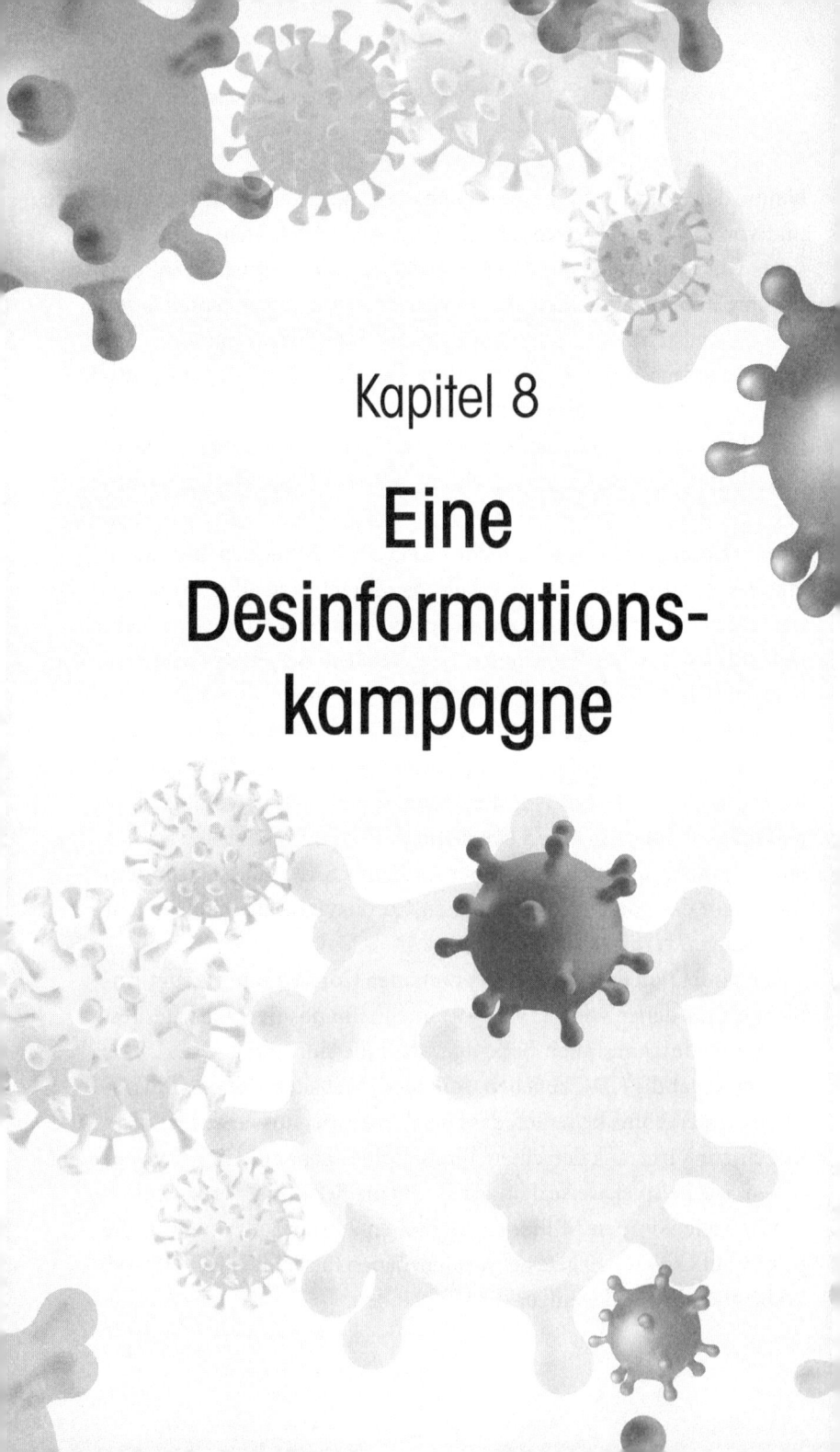

Kapitel 8

Eine Desinformations- kampagne

Wir sind Opfer einer massiven Desinformationskampagne

Warum werden Lockdowns, Gesichtsmasken und Social Distancing so massiv beworben und sogar vorgeschrieben? Der Grund dafür liegt in der Annahme, dass symptomlose COVID-19-Infizierte die Hauptüberträger der Krankheit sein könnten, denn Studien haben ergeben, dass bis zu 86 Prozent aller positiv auf COVID-19 getesteten Personen asymptomatisch sind, das heißt, dass sie keine Symptome der Krankheit aufweisen.[1] Sie sollen angeblich als Überträger fungieren und die Krankheit auf andere verbreiten. Da es abgesehen von Tests keine Methode gibt, um festzustellen, ob ein gesunder Mensch infiziert ist, ist also jeder verdächtig – und damit rechtfertigte man Lockdowns, Masken und Social Distancing. Sie sollten das Risiko einer Übertragung der Infektion auf andere verringern.

Bei einem Pressegespräch am 8. Juni 2020 erklärte Dr. Maria Van Kerkhove, die technische Leiterin der WHO für die COVID-19-Pandemie, dass die ihr vorliegenden Daten eindeutig zeigten, dass asymptomatische Personen das Virus nicht verbreiten – und wenn das doch vorkommen sollte, dann sei das »äußerst selten«. Hier ist der genaue Text der Erklärung:

> Nach den uns vorliegenden Daten scheint es noch immer selten vorzukommen, dass das Virus von einer asymptomatischen Person auf einen anderen Menschen übergeht. Uns liegt eine Reihe von Berichten aus Ländern vor, die sehr detailliert Kontaktpersonen ermitteln. Sie verfolgen asymptomatische Fälle sowie ihre Kontakte, finden aber keine Weiterübertragung. Eine solche ist sehr selten – und vieles davon wird in der Literatur nicht veröffentlicht. Wir überprüfen die Daten ständig und versuchen, mehr Informationen aus den Ländern zu erhalten, um diese Frage wirklich zu beantworten. Es scheint äußerst selten vorzukommen, dass ein asymptomatischer Mensch jemand anderen ansteckt.[2]

Diese Bekanntmachung schlug ein wie eine Bombe. Wenn asymptomatische Personen das Virus nicht verbreiten – warum wird dann so viel Wert darauf gelegt, Gesichtsmasken zu tragen, Geschäfte zu schließen, öffentliche Versammlungen zu verbieten, sich zu Hause in Quarantäne zu begeben und Social Distancing zu betreiben? Wir tun das alles doch nur, weil man uns in dem Glauben gelassen hat, dass jeder ein Virusüberträger sein und andere mit der Krankheit anstecken könnte. Laut Dr. Van Kerkhove zeigen die Ergebnisse von »sehr detaillierten« Studien aus einer Reihe von Ländern nun aber, dass diese Annahme falsch ist.

Die einzigen Menschen, die berechtigterweise Maßnahmen ergreifen müssen, um eine Übertragung des Virus zu verhindern, sind jene mit merklichen Krankheitssymptomen, nicht aber Gesunde. Es wäre demnach ein logischer Schritt, die Einschränkungen wieder aufzuheben und die Menschen wieder ihrer Arbeit nachgehen, ihre Restaurants und Geschäfte im Vollbetrieb weiterführen sowie Kirchen, Sportveranstaltungen und andere Versammlungen besuchen zu lassen. Damit würde man auch die Furcht und Panik vor dem Virus beseitigen, die von den Mainstream- und sozialen Medien so sorgsam geschürt worden sind. Das Leben könnte zur Normalität zurückkehren, die Pandemie würde zu einer langsam verblassenden Erinnerung werden. Eine solche Entwicklung könnte auch das weitverbreitete Gefühl von Angst und Hoffnungslosigkeit wieder beseitigen, das Bill Gates und die Pharmakonzerne so vehement zu erzeugen versucht haben. Dadurch würde aber auch die von diesen Akteuren geplante Massenimpfkampagne, möglicherweise unter Zwang, weit weniger Akzeptanz finden als bisher.

Als Dr. Van Kerkhove ihre Erklärung abgab, beantwortete sie lediglich eine Frage, die man ihr bei der Pressekonferenz gestellt hatte – und das wahrheitsgetreu, nach bestem Wissen und Gewissen. Offensichtlich waren aber die Direktoren der WHO und ihre Geldgeber – namentlich Bill Gates und die Pharmaindustrie – höchst empört gewesen, dass eine ihrer Wissenschaftlerinnen öffentlich zugab, dass sämtliche der von ihnen so energisch betriebenen Maßnahmen völlig nutzlos waren, und zweifelsohne wurde Dr. Van Kerkhove getadelt und angewiesen, ihre Aussage zurückzunehmen und »klarer zu formulieren«. Denn innerhalb von 24 Stunden gab Van Kerkhove bekannt, dass ihre Äußerungen vom Vortag unklar formuliert gewesen und daher missverstanden worden seien. Eigentlich hatte sie ja sagen wollen, dass es nur wenige kleine Studien gebe, die niedrige Übertragungsraten von asymptomatischen Personen zeigten. Sie sagte zudem, dass sie es versäumt habe, die auf Annahmen basierenden Computer-Modellierungsprogramme zu erwähnen, deren Schätzungen zufolge die asymptomatische Übertragung für bis zu 40 Prozent der Fälle verantwortlich sei. Damit behauptete sie aber nur, dass man unabhängige Untersuchungen aus mehreren Ländern, wo sehr detaillierte Studien zu Kontaktpersonen und Übertragungsmethoden durchgeführt worden waren, einfach ignorieren sollte. Statt die Schlussfolgerungen aus der Erhebung realer Daten zu beachten, wären wir laut Dr. Van Kerkhove wohl besser beraten, uns an Schätzungen von Computermodellen zu halten, die einzig und allein auf Annahmen basieren. So baut die gesamte Logik hinter Social Distancing, Maskenzwang und erzwungenen Geschäftsschließungen nicht auf tatsächlichen Daten, sondern auf ungenauen Schätzungen aus Computermodellen auf. Die echten Daten besagen genau das Gegenteil. Wir sind alle belogen worden.

Interessant ist in diesem Zusammenhang auch, dass sämtliche irreführenden Computermodellierungs-Prognosen aus dem Imperial College London sowie dem Institute for Health Metrics and Evaluation [auf Deutsch etwa: »Institut für Gesundheitskennzahlen und Evaluierung«] in Gates' Heimatstadt Seattle stammen. Beide Institutionen werden finanziell von der WHO gefördert, die wiederum zu einem bedeutenden Teil von der Bill & Melinda Gates Foundation finanziert wird.[3] Das Institute for Health Metrics and Evaluation

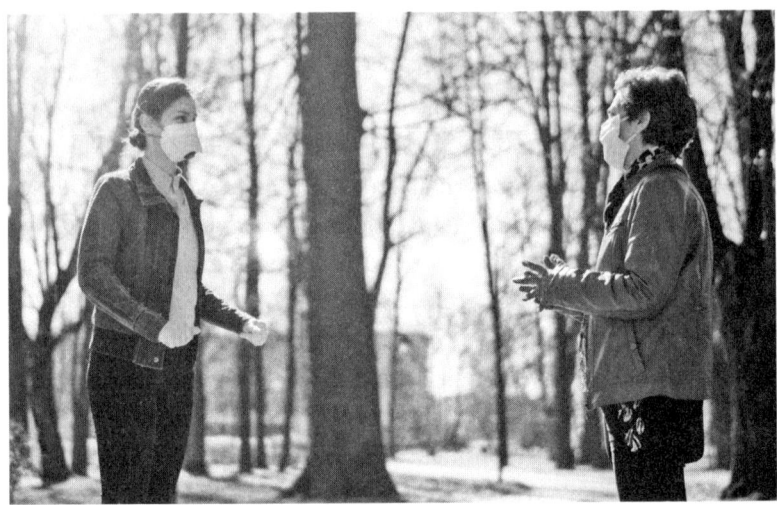

konnte 2007 überhaupt erst durch einen Gates-Foundation-Zuschuss in Höhe von 105 Millionen Dollar gegründet werden.

An dieser Stelle wollte ich Ihnen eigentlich ein YouTube-Video empfehlen, in dem Maria Van Kerkhoves ursprüngliche Aussagen und ihr misslungener Versuch einer Richtigstellung im Sinne der WHO-Desinformationskampagne am folgenden Tag zu sehen waren. Dieses Video wurde aber – wie sollte es anders sein – in der Zwischenzeit gelöscht. Wer bei YouTube sucht, findet mit etwas Glück aber noch die Erklärung Van Kerkhoves bei der besagten Pressekonferenz.

Trotz alledem will man uns vorschreiben, einen bestimmten Abstand einzuhalten, um das Virus nicht auf andere zu übertragen. In den USA beträgt dieser Abstand 6 Fuß, also 183 Zentimeter. Warum ausgerechnet 6 Fuß? Es gibt keinerlei eindeutigen Beweis dafür, dass 6 Fuß besser wäre als 3 oder auch nur ein Fuß. Zudem variiert der Abstand von Land zu Land. In England, Spanien und Italien beträgt er beispielsweise 2 Meter, in Deutschland, Polen und den Niederlanden 1,5 Meter – und in Österreich, Norwegen und Schweden 1 Meter. Nach Durchsicht einer WHO-Studie zum Thema Social Distancing gelangten die Oxford-Professoren Carl Heneghan und Tom Jefferson zur Ansicht, dass es kaum Beweise gebe, die eine solche Einschränkung rechtfertigten. Die beiden Wissenschaftler, die am Zentrum für evidenzbasierte Medizin der Universität Oxford tätig sind, überprüften insgesamt 38 Studien über die Wirkung von Social Distancing und stellten fest, dass »ein Großteil der Belege, die zu den politischen Entscheidungen hinsichtlich der Pandemie geführt haben, von minderwertiger Qualität sind«. Nur eine Studie befasste sich konkret mit Coronavirus-Infektionen und kam zum Ergebnis, dass ein Abstand von 2 Metern keine Wirkung hat. Zu der gleichen Schlussfolgerung gelangte unabhängig davon Dr. Mike Lonergan, ein leitender Statistiker und Epidemiologe an der Universität Dundee.[4]

Es gibt auch noch weitere Hinweise darauf, dass asymptomatische Personen das Virus nicht verbreiten und dass Social Distancing sowie Masken unnötig sind. Obwohl sich etwa in den USA das ganze Land an Social Distancing und Lockdowns halten musste, haben sich diese Maßnahmen als kläglicher Misserfolg erwiesen. Die überwiegende Mehrheit der Menschen, die mit dem Virus infiziert werden, ist diesen Richtlinien auf Punkt und Komma gefolgt, während die Leute, die trotzdem unterwegs waren und Kontakt mit anderen hatten, nicht krank wurden.

Andrew Cuomo, der Gouverneur des Bundesstaates New York, fand es »schockierend«, das 66 Prozent der neuen Krankenhauseinweisungen Patienten betrafen, die sich »zum überwiegenden Teil zu Hause eingeschlossen« hatten. »Wir vermuteten, dass sie vielleicht öffentliche Verkehrsmittel benutzt hatten«, sagte er, »aber das war nicht der Fall – sie waren im wahrsten Sinne des Wortes zu Hause geblieben. Letztlich kommt es darauf an, was man selbst tut, um sich zu schützen. Alles wurde ja geschlossen, die Regierung und die Gesellschaft haben wirklich alles getan, was sie konnten.«[5]

Damit teilt er allen New Yorkern, die sich brav an seine Anweisungen hielten, eigentlich nichts anderes mit, als dass sie selbst an ihrem

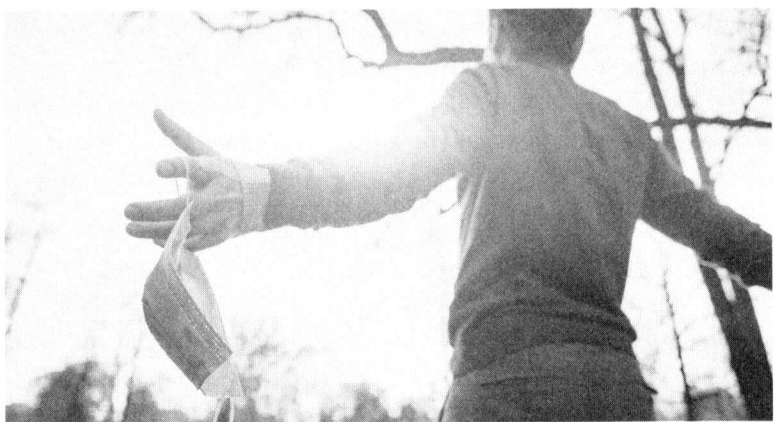

Schicksal schuld seien. Es gibt aber auch eine interessante Alternativtheorie dazu, warum vor allem ältere Menschen, die sich nur noch zu Hause aufhielten, trotzdem im Krankenhaus landeten: Was wäre, wenn die staatliche Anweisung, alles zu schließen und Social Distancing zu betreiben, das Problem in Wahrheit verschlimmert hätte?

Frische Luft und Sonnenlicht

Die Spanische Grippe von 1918 war die verheerendste Viruspandemie der dokumentierten Menschheitsgeschichte. Sie war weitaus tödlicher als das Coronavirus und brachte weltweit zwischen 50 und 100 Millionen Menschen ums Leben. Die wissenschaftliche Forschung zu dieser Zeit erbrachte das Ergebnis, dass Menschen, die in »Freiluftkrankenhäusern« mit frischer Luft und Sonnenlicht in Berührung kamen, bessere Überlebenschancen hatten.[6] Das Konzept der Freiluftkrankenhäuser und -behandlungen wurde in Sanatorien angewandt, die Ende des 19. und Anfang des 20. Jahrhunderts sehr beliebt waren. Die Patienten dieser Anstalten wurden im Rahmen ihrer Behandlung reichlich frischer Luft und Sonnenlicht ausgesetzt. Man behandelte dort Menschen mit Influenza, Lungenentzündung, Tuberkulose und anderen Erkrankungen; Tuberkulose – eine potenziell tödliche bakterielle Atemwegsinfektion – war damals eine der verbreitetsten Todesursachen. Freiluftkrankenhäuser boten die wirksamste Behandlung dieser Zeit und senkten die Sterblichkeitsrate im Vergleich zu jener bei konventionell behandelten Patienten um die Hälfte.[7]

Die Spanische Grippe brach aus, als der Erste Weltkrieg noch tobte, so waren viele Soldaten und Seeleute davon betroffen – und in den Militärkrankenhäusern wurden infizierte Soldaten und Seeleute zu Tausenden behandelt. Viele von ihnen waren in Zelten untergebracht, die im Prinzip nichts anderes als Freiluftkrankenhäuser sind. Im Freiluftkrankenhaus Camp Brooks in der Nähe von Boston untersuchte der Sanitätsoffizier Major Thomas F. Harrington die Krankengeschichte seiner Patienten und stellte fest, dass die schlimmsten Fälle Personen betrafen, die in den am schlechtesten belüfteten Teilen der Schiffe gearbeitet hatten.[8] Man konnte also vermuten, dass der Aufenthalt in geschlossenen Räumen mit eingeschränktem Zugang zu frischer Luft und Sonnenlicht zum Ausbruch der Krankheit beitrug.

Die heilsame Wirkung frischer Luft wurde in den Jahren nach dem Ersten Weltkrieg vom britischen Physiologen Sir Leonard Hill eingehend untersucht. Er berichtete über die wohltuende Wirkung von Sonne und Luft bei umsichtiger Anwendung, vor allem im Hinblick auf Tuberkulose. 1919 schrieb Hill im *British Medical Journal*, dass die beste Methode zur Bekämpfung einer Influenza-Infektion das tiefe Einatmen kühler Luft und das Schlafen unter warmen Decken im Freien sei.[9] Frische Luft, Sonnenlicht und die Wärme der Sonne galten in diesen Krankenhäusern als die wichtigsten Elemente für einen Heilungserfolg.

William A. Brooks, der Generalarzt der Truppe Massachusetts State Guard, war fest davon überzeugt, dass Freiluftbehandlungsmethoden im Brooks Hospital die beste Wirkung zeigten, auch wenn Kritiker Zweifel an dieser Therapie äußerten. Diese waren der Meinung, dass die Patienten die gleiche positive Wirkung zeigen würden, wenn man die Fenster einer herkömmlichen Station öffnete oder sie kurzfristig in eine »Glasveranda« des Krankenhauses verlegte. Brooks vertrat jedoch die Ansicht, dass Patienten in einem normalen Krankenhaus – unabhängig davon, wie gut die Krankenzimmer dort durchlüftet seien oder wie viel Zeit sie in der Glasveranda verbrächten – geringere Heilungschancen hätten als bei einer Freiluftbehandlung. Er berichtete, dass in einem Allgemeinkrankenhaus mit 76 Fällen 20 Patienten innerhalb von 3 Tagen gestorben und 17 Krankenschwestern selbst krank geworden seien. Die in seiner Freiluftklinik angewandte Behandlungsmethode habe die Anzahl der Todesfälle bei hospitalisierten Patienten jedoch von 40 auf etwa 13 Prozent gesenkt.[10] Brooks schrieb dazu: »Die Wirksamkeit der Behandlung im Freien ist absolut erwiesen. Man muss sie nur ausprobieren, um sich von ihrem Wert zu überzeugen.«[11]

Fieber ist eines der für COVID-19 charakteristischen Symptome. Der Körper ruft Fieber hervor, um Wärme zu erzeugen, denn die meisten infektiösen Mikroorganismen – und dazu gehört auch SARS-CoV-2 – vertragen zu viel Wärme nicht. Schon Temperaturen, die einem leichten Fieber entsprechen, töten das Virus ab. In den Sommermonaten würde allein schon die normale Außentemperatur, die zu dieser Zeit meistens vorherrscht, das Virus abtöten.

Das Coronavirus mag weder Hitze noch Sonne, direkte Sonneneinstrahlung wirkt sich auf das Virus tödlich aus. Es ist wissenschaftlich bekannt, dass Sonnenlicht ein wirksames Desinfektionsmittel ist – und zwar ein völlig natürliches.[12] Sonnenlicht im Sommer vermag das Virus, wenn es auf Oberflächen ausgehustet oder -geniest wurde, äußerst wirksam abzutöten, während sich das Virus ohne Sonneneinstrahlung auf Oberflächen bis zu einem Tag halten kann.[13]

Sonnenlicht ist unsere wichtigste Quelle für das immunstärkende Vitamin D. Tägliche Sonnenexposition kann einen erheblichen Schutz gegen COVID-19 bieten. Wenn kein ausreichendes Sonnenlicht zur Verfügung steht, können Nahrungsergänzungsmittel den Vitamin-D-Spiegel erhöhen. Studien über Vitamin D und frühere Heilungserfolge bei Atemwegserkrankungen in Freiluftkrankenhäusern deuten stark darauf hin, dass die verbindlichen Anordnungen zum Daheimbleiben, mit denen man die Verbreitung des Coronavirus aufhalten wollte, mehr Schaden als Nutzen gebracht haben könnten.

> Demgegenüber hätten gesunde Menschen, die draußen in der Sonne unterwegs waren, einer niedrigeren Virusdosis ausgesetzt sein können, was die Chancen auf eine effiziente Immunantwort erhöht hätte,

schrieben die Autoren einer in der Fachzeitschrift *Photochemistry and Photobiology* publizierten Studie.[14]

Wenn man auch nur eine infizierte Person zusammen mit einer Gruppe anderer Menschen einsperrt, ist es nur eine Frage der Zeit, bis alle Anfälligen ebenfalls infiziert sind. Genau das ist in den Pflegeheimen geschehen: Infizierte Personen wurden in Pflegeheime eingeliefert, wo sie andere ansteckten. In anderen medizinischen Einrichtungen wurde das Virus von neuen Bewohnern, Mitarbeitern sowie Familienmitgliedern und Freunden, die zu Besuch kamen, eingeschleppt. In all diesen Fällen breitete sich das Virus wie ein Flächenbrand aus. Der Umstand alleine, dass man sich in einem Pflegeheim aufhält, bedeutet aber noch lange nicht, dass man für eine Infektion anfällig ist, denn dazu muss man eine Vorerkrankung mitbringen, die dafür sorgt, dass man eine Infektion nicht mehr so gut bekämpfen kann. Obwohl medizinische Einrichtungen am stärksten vom Coronavirus betroffen waren, erkrankte die Mehrheit der Bewohner nicht daran, denn selbst ältere Menschen, die für ihr Alter bei relativ guter Gesundheit sind, können gegen das Virus immun sein.

Maßnahmen, die uns zu Hause einsperren, Geschäfte zur Schließung zwingen, Parks und Strände abriegeln sowie Menschen – da-

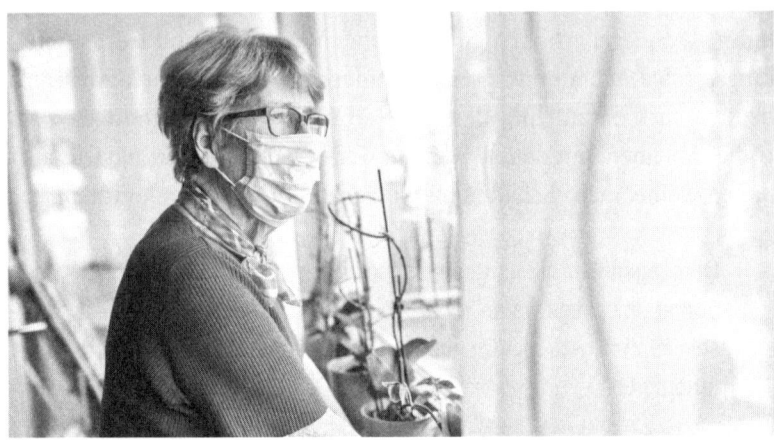

runter auch die Bewohner von Pflegeheimen – von Aktivitäten im Freien abhalten, wo sie von frischer Luft und Sonnenschein profitieren könnten, haben die Gefahr und den Schweregrad von COVID-19 in Wahrheit nur erhöht. Aus diesem Grund sind die meisten an COVID-19 erkrankten Menschen genau jene, die sich den Vorschriften gemäß selbst isoliert haben. Will man dafür sorgen, dass während einer Pandemie so viele Menschen wie möglich krank werden, dann ist der Aufenthalt in geschlossenen Räumen eine der besten Methoden dazu. Die Verabschiedung von Gesetzen samt Androhung von Bußgeldern und Gefängnisstrafen zur Durchsetzung solcher Maßnahmen aber stellt sicher, dass die Bevölkerung sich an die neuen Vorschriften hält und damit eine maximale Anzahl von Menschen infiziert wird. Dr. Anthony Fauci und anderen Vertretern des öffentlichen Gesundheitswesens, die für eine solche erzwungene Selbstisolation eintraten, hätten die Folgen bekannt sein müssen. Und vielleicht war dem ja auch so.

Der Fall des Flugzeugträgers USS Theodore Roosevelt demonstrierte, was das Virus in einer abgeschlossenen Umgebung unter relativ gesunden Menschen anrichten kann. Das Virus verbreitete sich, nachdem das Schiff den Hafen verlassen hatte und auf See war. Die Besatzung lebte auf engem Raum zusammen, also gab es weder räumliche Distanzierung noch Gesichtsmasken oder eine streng durchgesetzte Quarantäne. Von den insgesamt 4800 Besatzungsmitgliedern wurden 1102 infiziert. Allerdings mussten nur sieben Personen ins Krankenhaus eingeliefert werden, und es gab nur einen Todesfall. Eine derart niedrige Übertragungsrate spricht in hohem Maße gegen die Computermodelle, die eine hohe Übertragbarkeit und Sterblichkeit vorausgesagt hatten. Die tatsächliche Infektionsrate betrug in diesem Fall 23 Prozent, die Sterblichkeitsrate bei den infizierten Personen 0,09 Prozent. Nimmt man die gesamte Besatzung der USS Theodore Roosevelt – vermutlich gesunde und körperlich leistungsfähige Seeleute – als Maßstab, dann betrug die Sterblichkeitsrate nur 0,002 Prozent. Dieser schwimmende Laborversuch mitten im Ausbruch einer viralen Infektionskrankheit, als auf dem Festland die Schulen geschlossen und gesunde amerikanische Bürger unter Hausarrest gestellt wurden, zeigt sehr deutlich, was von den Prognosen und Maßnahmen zu halten ist. Angesichts dieser Tatsachen scheint es mehr als offensichtlich, dass Social Distancing keinen Sinn hat.

Irreführende Todesraten

Sieht man sich die Statistiken an, dann bekommt man den Eindruck, dass die Zahl der an COVID-19 verstorbenen Menschen astronomisch hoch ist. Mit Juli 2020 wurden in den USA mehr als 130 000 Todesfälle auf COVID-19 zurückgeführt.[15] Diese Zahl wirkt erschreckend, ist aber in Wirklichkeit nicht so bemerkenswert, wie sie scheint. Zum Vergleich sterben jedes Jahr 647 000 Amerikaner an Herzkrankheiten, 606 520 an Krebs, 140 000 an Schlaganfällen, weitere 140 000 an der chronischen obstruktiven Lungenerkrankung (COPD) und 38 000 bei Autounfällen.

Die Zahl der Todesfälle aufgrund dieser anderen Ursachen war in den vergangenen Jahren ziemlich konstant. Daher wäre zu erwarten, dass die zusätzlichen Todesfälle durch COVID-19 im Jahr 2020 die Gesamtsterblichkeit stark ansteigen ließen, zumindest um 140 000 weitere Todesfälle, wie sie sich bis August 2020 angeblich durch CO-VID-19 in den Vereinigten Staaten ereignet haben sollen. Dies ist jedoch nicht der Fall. Die Gesamtsterblichkeit für alle Todesursachen unterscheidet sich nicht wesentlich von der in den Vorjahren. Das liegt daran, dass die COVID-19-Todesfallstatistik künstlich aufgebläht wurde. Zahlreiche Todesfälle durch Herzkrankheiten, Krebs, Schlaganfälle, Influenza und sogar Unfälle oder Selbstmorde wurden COVID-19 zugeordnet. Bei Personen, die bereits unheilbar krank waren und Anzeichen einer Atemwegserkrankung wie Husten oder Fieber aufwiesen, ging man davon aus, dass sie an COVID-19 litten, und trug dies auch als Todesursache auf ihren Totenscheinen ein. Daher wurden viele Tausend Todesfälle, die sich auch unabhängig von COVID-19 ereignet hätten, der Pandemie zugerechnet.

Die zusätzlichen, durch COVID-19 verursachten Todesfälle hätten einen deutlichen Anstieg der Gesamtsterblichkeit herbeiführen müssen. In Wahrheit ging die Gesamtsterblichkeit im Vergleich zu den vergangenen Jahren aber sogar zurück. Laut dem Wirtschaftsforschungsinstitut American Institute of Economic Research

weisen die aktuellen Zahlen zur Gesamttodesrate wegen aller Ursachen keinerlei Anstieg auf. Die Gesamtsterblichkeit liegt niedriger als in den Jahren 2019, 2018, 2017 und 2015 – und nur etwas höher als 2016. Jeder Aufwärtstrend ist auf das Bevölkerungswachstum zurückzuführen. [...] Dass alle Todesfälle rückläufig sind, muss bedeuten, dass andere Todesursachen weniger angegeben werden als sonst üblich. Wer an anderen Ursachen stirbt, wird einfach den Coronavirus-Toten zugeschlagen.[16]

Dr. Fauci und seine Mitverschwörer bestehen aber nach wie vor darauf, dass Kinder erst dann in die Schulen zurückkehren, Restaurants und Kirchen ihren Normalbetrieb wieder aufnehmen und die Dinge ihren normalen Gang gehen dürfen, wenn ein Impfstoff entwickelt wurde und eine Durchimpfung stattgefunden hat. Social Distancing ist für den Masterplan, der uns allen die Impfung aufzwingen soll, unerlässlich. Dieses Social Distancing, zu dem das Tragen von Masken, die Beschränkung der erlaubten Personenanzahl in Geschäften und Parks sowie die Selbstisolation zu Hause gehören, wurde nur verordnet, um Unbehagen, Ärger und Angst zu erzeugen. Die Absicht dahinter ist klar: Sobald ein Impfstoff zur Verfügung steht, wird die Mehrheit der Menschen sogar verlangen, dass jeder geimpft wird, damit die Einschränkungen wieder aufgehoben werden können. Wer die Sicherheit der Impfung infrage stellt oder sich nicht impfen lassen will, wird öffentlich an den Pranger gestellt, als egoistisch und ignorant kritisiert und womöglich sogar körperlich misshandelt werden, bis er dem Druck nachgibt. Viele Eltern, die sich bisher geweigert haben, ihre Kinder impfen zu lassen, haben so etwas bereits erlebt. Das Trauma, das durch die sinnlosen Social-Distancing-Maßnahmen verursacht wurde, wird dazu führen, dass Impfgegner oder -zweifler noch stärker verfolgt werden.

Die Medien und Gesundheitsbehörden werden weiterhin das Szenario verbreiten, dass das Coronavirus eine hochansteckende und tödliche Infektion erzeugt, vor der uns nur eine Impfung retten kann. Zeitungen werden wie gehabt furchteinflößende Schlagzeilen mit immer neuen Todesfällen, steigenden Infektionsraten und Warnungen vor der Nichtbeachtung der Social-Distancing-Regeln bringen. Ihr Ziel ist es, die Bevölkerung weiterhin in Angst und Schrecken zu halten, damit sie Massenimpfungen nicht nur bereitwillig akzeptiert, sondern sogar fordert.

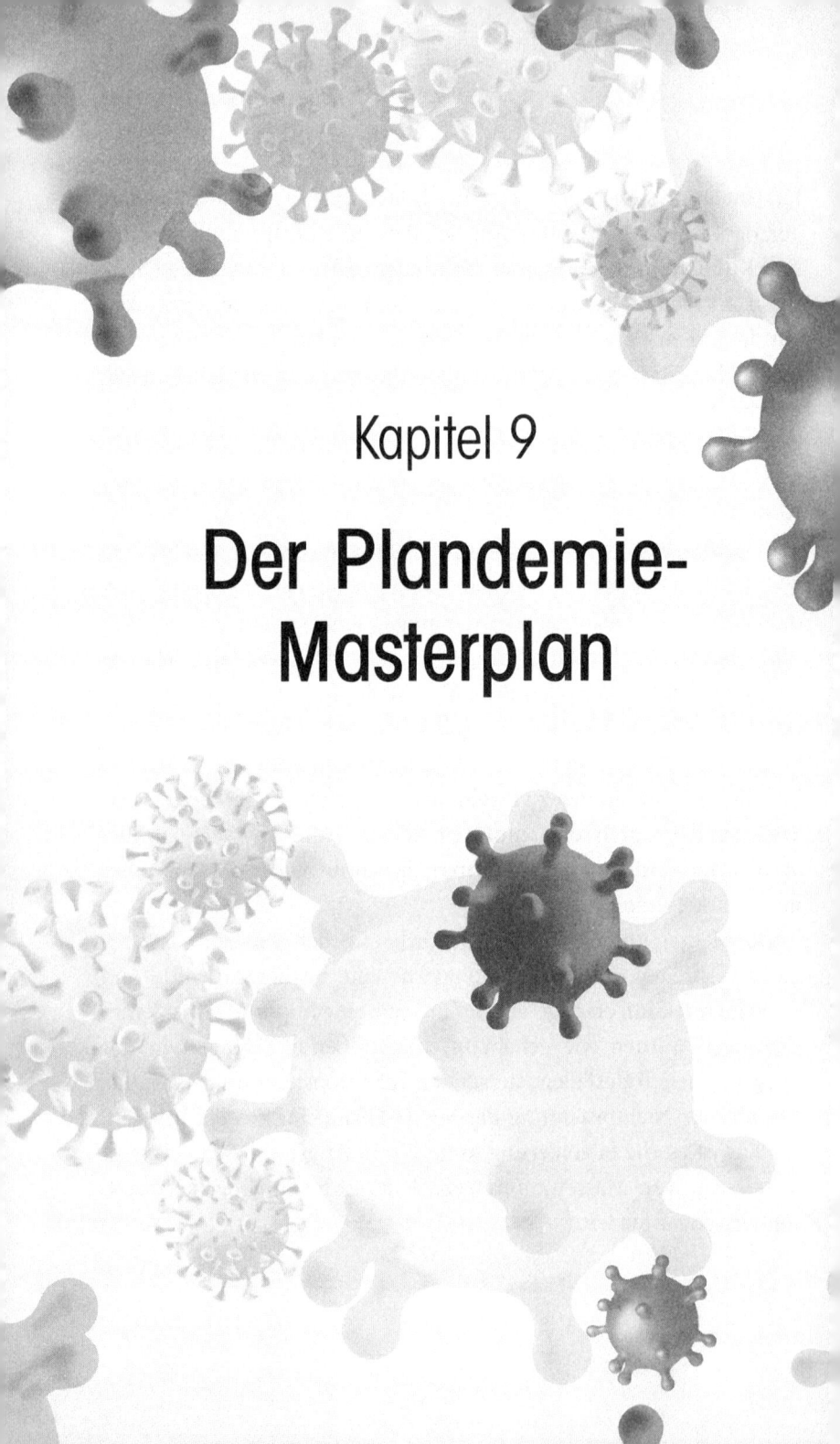

Kapitel 9

Der Plandemie-
Masterplan

Bei den Schritten, die zur Bekämpfung der COVID-19-Pandemie ergriffen wurden, ging es nie um öffentliche Sicherheit oder den Schutz der Menschen, sondern ausschließlich um Gier und Macht. Am meisten profitierten die reichen Aktionäre davon, die Direktoren der großen Pharma- und Biotech-Konzerne sowie deren Erfüllungsgehilfen in Autoritätspositionen, die dem gemeinen Volk all die Fehlinformationen auftischen und die drakonischen Maßnahmen verkünden durften. Die Quelle eines Problems erschließt sich immer dann, wenn man der Spur des Geldes folgt – und die führt in diesem Fall eindeutig zu den Milliardären. Die behaupten zwar, dass jede Verbindung, die man zwischen ihnen und der Pandemie herstellt, reine Verschwörungstheorie sei. Noch dazu verleumden sie jeden, auch Wissenschaftler, der die Maßnahmen infrage stellt, als Quacksalber. Aber ist es tatsächlich eine Verschwörungstheorie, dass diese Milliardäre Hunderte Millionen und in manchen Fällen sogar Milliarden Dollar einkassierten, während der Rest der Welt in die schlimmste Rezession seit der Großen Depression geriet und Millionen Menschen ihre Arbeit verloren? Oder handelt es sich vielleicht doch um eine Tatsache? Ich glaube, die Antwort ist eindeutig.

Erschwerend kommt hinzu, dass sich all dies in den kommenden Jahren wiederholen könnte. Man redet uns schon jetzt ein, dass SARS-CoV-2 mutiert, was uns darauf vorbereiten soll, dass es sich in einen anderen Coronavirus-Stamm verwandeln wird, der nächstes oder übernächstes Jahr eine neue Pandemie auslösen könnte. Ob SARS-CoV-2 auf natürliche Weise mutiert oder stattdessen eine weitere mutierte Form des Virus »versehentlich« aus dem Institut für Virologie Wuhan oder einem anderen Labor entkommt – das Geschehene könnte sich in naher Zukunft jedenfalls wiederholen. Und jene Menschen, die hinter dieser Pandemie stehen, werden auch dann wieder ein Vermögen machen.

Diese Pandemie ist nicht zufällig entstanden. Sie war ein sorgfältig inszeniertes Ereignis, das seit Jahren vorbereitet wurde; vielleicht so-

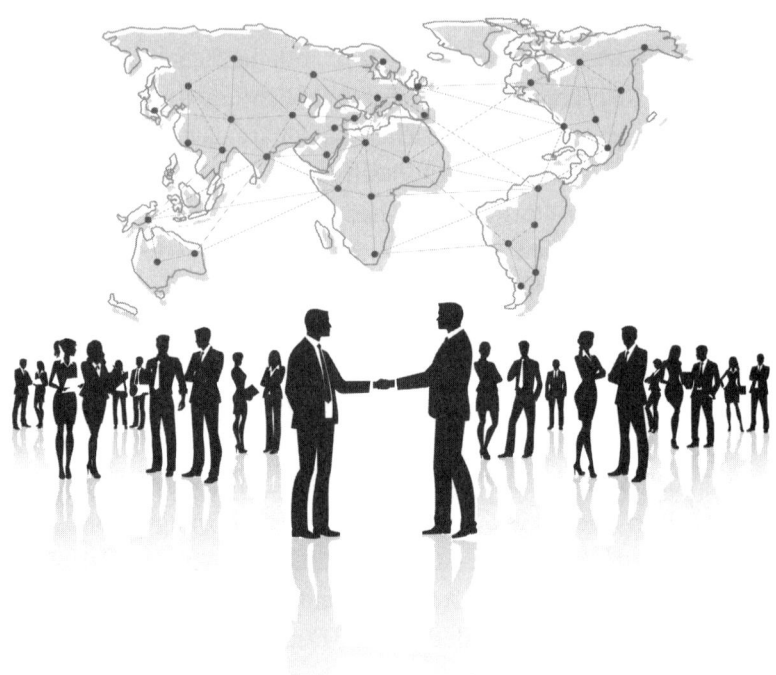

gar schon seit 2010 oder 2011, wie das Gründungsdatum von Moderna andeutet. Der Masterplan für die Plandemie bestand aus mehreren Schritten und machte viele Akteure erforderlich. Anthony Fauci, der in den USA sozusagen das Gesicht der Pandemie ist, war wahrscheinlich keiner der Initiatoren, aber mit ziemlicher Sicherheit eine Schlüsselfigur und ein bereitwilliger Mitspieler. Im Prinzip ist er aber nichts als eine Marionette, deren Fäden andere in der Hand halten.

Im Folgenden finden Sie eine Zusammenstellung der wichtigsten Schritte, die man unternommen hat, um den größten Gesundheitsbetrug der Geschichte durchzuziehen:

▶▶| Finanzielle Hintermänner

Man versammle eine Gruppe von Milliardären aus der ganzen Welt, die finanzielle Interessen in der pharmazeutischen und biomedizinischen Branche haben, und arbeite mit ihnen die Einzelheiten einer Plandemie aus.

▶▶| Neuartiges Virus

Im Mittelpunkt des Plans steht die Schaffung eines Virus, das hochansteckend und potenziell tödlich ist. Dieses Virus muss sich ausreichend von bisherigen Krankheitserregern unterscheiden, sodass alle Menschen dafür anfällig sind und es weder Medikamente noch Impfstoffe zu seiner Bekämpfung gibt. An der Bereitstellung eines geeigneten Erregers wurde in der Gain-of-Function-Forschung bereits gearbeitet.

▶▶| Kontrolle über die Medien

Man verschaffe sich mittels flächendeckender Werbung Einfluss auf den redaktionellen Inhalt der wichtigsten medizinischen Fachzeitschriften und Medien einschließlich der sozialen Medien.

▶▶| Steuerung der Gesundheitsorganisationen

Sodann erkaufe man sich mit Spenden und Fördergeldern die Loyalität der Führungskräfte und Verwalter der wichtigsten Gesundheitsorganisationen der Welt, angefangen bei der Weltgesundheitsorganisation (WHO) über die Centers for Disease Control and Prevention (CDC), das National Institute of Allergy and Infectious Diseases (NIAID) bis hin zum Europäischen Zentrum für die Prävention und die Kontrolle von Krankheiten (ECDC) und anderen. Nach Möglichkeit

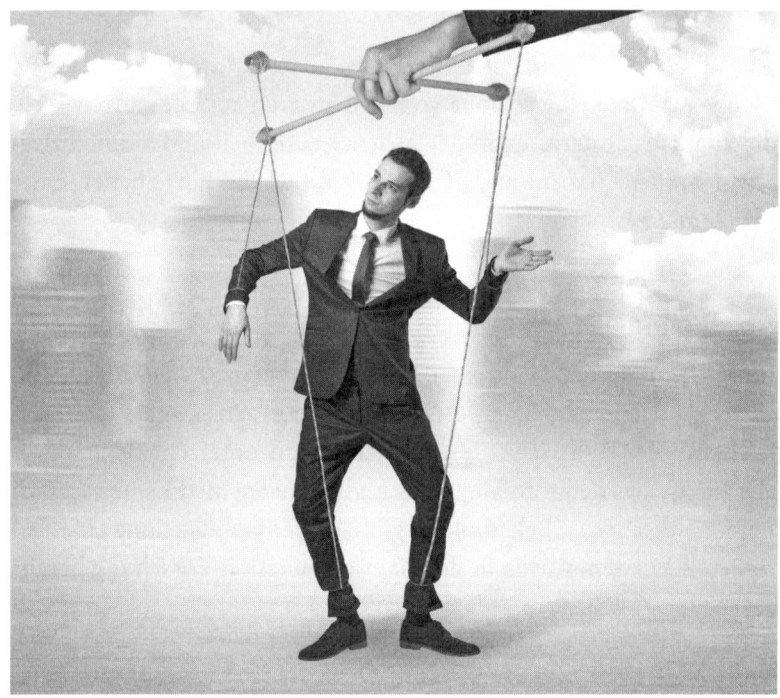

installiere man in deren Führungspositionen Marionetten, die sich leicht steuern lassen (beispielsweise Tedros Adhanom Ghebreyesus, den Generaldirektor der WHO).

▶▶| Organisationen als Sprachrohr benutzen

Alsdann nutze man die Autorität und das Ansehen der besagten wichtigen Gesundheitsorganisationen und lasse sie die Führung in Sachen Pandemie übernehmen. Sie sollen Informationen (oder auch Falschinformationen) verbreiten und Strategien zur Bewältigung der Krise festlegen. Zudem haben sie auf breit angelegte Impfungen zu drängen – während sich die wahren Initiatoren weiterhin im Hintergrund verbergen.

▶▶▏ Kontrolle über Regierungsbehörden

Man beeinflusse staatliche sowie Gesundheitsbehörden, indem man ihnen Spenden und Fördergelder verspricht, damit sie die Falschinformationen der WHO und anderer Gesundheitsorganisationen weiterverbreiten.

▶▶▏ Freisetzung des Virus in einem Land, wo seine maximale Ausbreitung garantiert ist

Anschließend setze man das Virus in einem Land frei, das sich durch starke internationale Reisetätigkeit auszeichnet, in dem es Zensur gibt und das als Herkunftsort des Virus auf dem internationalen Parkett schlecht dastehen würde. Dieses Land wird mit Sicherheit den Krankheitsausbruch vertuschen und sämtliche dagegen zu ergreifenden Maßnahmen hinauszögern. So kann sich das Virus über die Grenzen des besagten Landes hinaus verbreiten und eine internationale Gesundheitskrise herbeiführen. Man entscheide sich in diesem Fall für die naheliegende Wahl – nämlich China, den Herkunftsort der ersten SARS-Epidemie im Jahr 2002.

▶▶▏ Natürlich entstandenes Virus

Man stelle die Ursache des Krankheitsausbruchs als natürlich vorkommendes neuartiges Virus dar, um jegliche Verbindung zu bestimmten Labors und Personen zu verschleiern. Zur besseren Tarnung vergleiche man die vermuteten Ursprünge dieses Virus mit denen des vorangegangenen SARS-Virus.

▶▶▏ Ausrufen einer globalen Pandemie

Dann schlage man Alarm, indem man die Krankheit zu einer Pandemie erklärt, was weltweit Angst und Besorgnis auslöst.

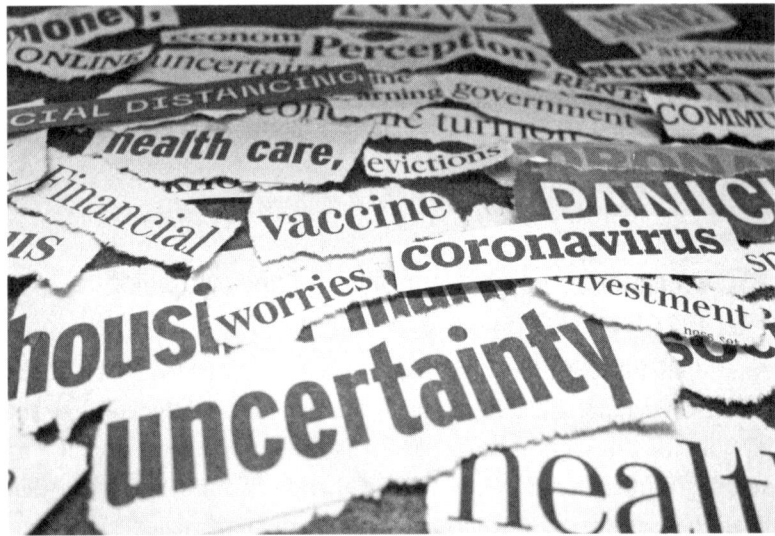

▶▶| Übertriebene Gefahr

Man verwende ausschließlich Computermodelle, die auf dem Worst-Case-Szenario basieren, um die Anzahl der Menschen zu schätzen, die sich möglicherweise infizieren und an der Krankheit sterben könnten. Alle gesundheitspolitischen Maßnahmen und Vorschriften haben sich nach diesen Schätzungen zu richten. Man ignoriere oder diffamiere sämtliche fundierten Tatsachen, die den Schätzungen der Computermodelle widersprechen.

▶▶| Medien-Blitzkrieg

Zu diesem Zeitpunkt spiele man den Medien sorgfältig ausgearbeitete Pressemitteilungen und schockierende Statistiken zu, um den Eindruck zu erzeugen, dass sich jeder Mensch in großer und unmittelbarer Gefahr befindet. Man füttere die Medien auch weiterhin mit haarsträubenden Geschichten und Halbwahrheiten, um Furcht und Besorgnis in der Bevölkerung aufrechtzuerhalten.

▶▶| Zensur

Man zensiere alle Websites, Blogs und Stimmen, die sich mit Naturheilmethoden auseinandersetzen und einfache Lösungen der inszenierten Krise anbieten beziehungsweise die Propaganda der Medien und Gesundheitsbehörden infrage stellen. Zudem rufe man Medien und soziale Medien dazu auf, alle gegensätzlichen Standpunkte und widersprüchlichen Daten zu ignorieren oder gleich zu zensieren, auch wenn es sich dabei um die Aussagen von Wissenschaftlern beziehungsweise die Ergebnisse publizierter Studien handelt. Sie sollen sich einzig und allein auf die WHO als letzte Instanz verlassen.

▶▶| Bestehende Lösungen in Misskredit bringen

Von der Verwendung kostengünstiger Produkte oder Behandlungsmethoden rate man strikt ab, auch wenn diese Hoffnung im Kampf gegen das Virus bieten können – oder gerade dann. Man behaupte, diese Arzneien und Therapien seien unwirksam und gefährlich. Wenn nötig, veröffentliche man betrügerische Studien, um diese Behauptungen zu belegen.

▶▶| Impfungen als einzige mögliche Lösung

Man fördere den Einsatz neuer Virostatika als Mittel zur Behandlung vorhandener Infektionen, beharre aber auf der Impfung als einziger langfristiger Lösung für die Prävention der Krankheit. Man verbreite das Motto, dass nur eine Impfung das Virus stoppen kann. Normale Sicherheitsbewertungen sollten während der Krise ausgesetzt werden, um die Entwicklung von Impfstoffen zu beschleunigen und die Kosten dafür zu senken. Man kassiere trotzdem ordentliche staatliche Zuschüsse zur Finanzierung der Forschung.

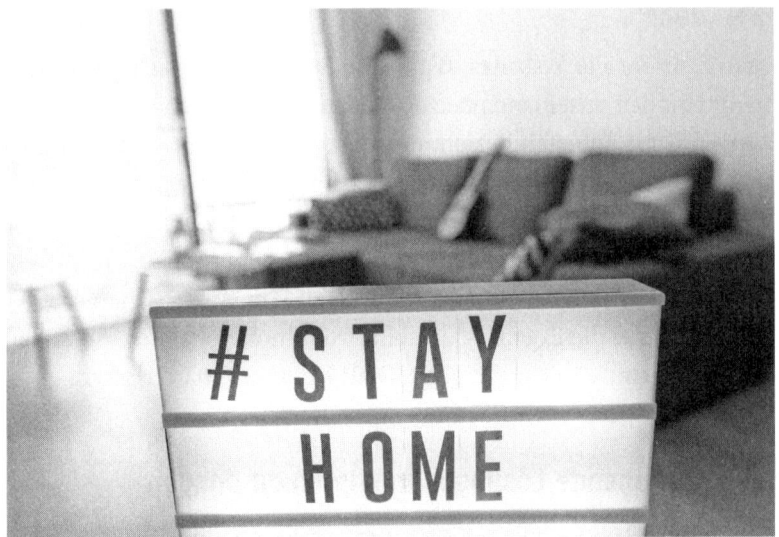

▶▶| Einführung von Lockdowns und Social Distancing

Staatliche Behörden halte man dazu an, strenge Social-Distancing-Maßnahmen einzuführen, um dadurch Angst, Schrecken und Zorn zu erzeugen. Wer sich den Maßnahmen widersetzt, soll eine Geldstrafe bezahlen oder ins Gefängnis kommen. Die Lockdowns halte man so lange wie möglich aufrecht. Damit stürzt man die Menschen in finanzielle Nöte und macht sie derart furchtsam, unglücklich und wütend, dass sie sich gerne impfen lassen, um diesen Irrsinn zu beenden. Sie werden bereit sein, die Zwangsimpfung klaglos zu akzeptieren und alle anderen, die anfangs noch die Impfung verweigern, durch Einschüchterung und Beschämung dazu nötigen.

▶▶| Zu Hause bleiben

Man zwinge alle, zu Hause zu bleiben. Zur Einhaltung der Vorschriften müssen Parks und Strände geschlossen sowie Aktivitäten im Freien verboten werden. Durch das Eingesperrtsein in den eigenen vier

Wänden kommen die Menschen nicht mehr an die Sonne und können kein Vitamin D produzieren. Zudem werden sie von frischer Luft ferngehalten und reduzieren ihre körperliche Aktivität. All das beeinträchtigt ihre Immunfunktion und macht sie anfälliger für das Virus. So steigt wiederum die Anzahl der Fälle, und die Statistiken werden künstlich in die Höhe getrieben.

▶▶┤ Übertriebene Zahlen

In diesem Stadium erhöhe man die bekannt gegebene Anzahl der Krankheits- und Todesfälle, indem man sämtliche Fälle von Grippe oder anderen Atemwegserkrankungen zu den COVID-19-Zahlen hinzurechnet. Man sorge außerdem dafür, dass Labors und Testsätze in jedem Fall positive Resultate hervorbringen – ob der Patient das Virus nun hat oder nicht.

▶▶┤ Skeptiker zum Schweigen bringen

Wenn jemand auf die Mängel, Fehler und inneren Widersprüche der WHO-Ratschläge hinweist und die Beteiligung von Pharmafirmen und anderen erwähnt, disqualifiziere man die betreffende Person umgehend als Verschwörungstheoretiker. Jeder, der nicht an die Informationen glaubt, mit denen uns Dr. Fauci, die WHO und die anderen »Experten« abspeisen, hat als Fanatiker, Idiot und Spinner zu gelten, der an eine wie auch immer geartete weltweite Verschwörung glaubt. Man weiche Fragen und Zweifeln aller Art aus, indem man die unbequemen Personen als »Aluhüte« und Quacksalber bezeichnet, die es zu ignorieren gilt. Diese Methode wende man auch auf angesehene Wissenschaftler an.

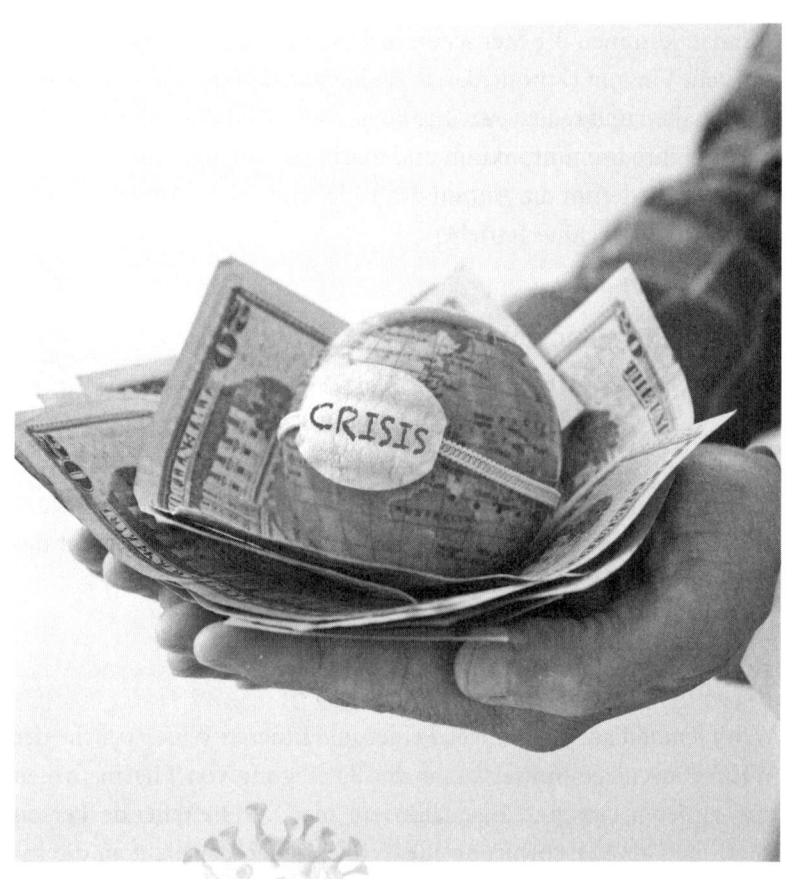

▶▶▎ Schnelles Geld

Der letzte Schritt im Plandemie-Masterplan: Man kassiere die enormen Profite ein, schwimme im Geld und genieße ein unbeschwertes Leben. Zu einem späteren Zeitpunkt führe man diesen Plan mit einem anderen Virus noch einmal durch.

Medien und offizielle Stellen weisen uns in geradezu paranoider Weise auf die Wichtigkeit des Social Distancing, Maskentragens und Desinfizierens hin – angeblich, um Leben zu retten. Dabei stellt sich nur die Frage: Warum hat die Krankheit nicht die vielen Obdachlosen ausgelöscht, die nicht baden, ihre Hände desinfizieren oder ihre Kleidung waschen, die kein Social Distancing betreiben, keinen Mund-Nasen-Schutz tragen, in unhygienischen Verhältnissen leben und im Allgemeinen unterernährt und für Infektionen am anfälligsten sind? Im Jahr 2019 starben weltweit 1,5 Millionen Menschen an Tuberkulose. Diese Krankheit ist hochansteckend und wird auf dieselbe Weise übertragen wie COVID-19. Warum mussten Sie während der Tuberkulose-Pandemie keine Maske tragen? Sie und Milliarden andere Menschen in aller Welt haben damit doch Leben und die öffentliche Sicherheit gefährdet. Warum haben Sie also keine Maske getragen? Ich verrate es Ihnen: weil die Medien Ihnen nicht dazu geraten haben. Es gab nämlich gar keine Tuberkulose-Pandemie, genauso wenig wie es heute eine Coronavirus-Pandemie gibt.

Wenn das Virus alleine in den USA etwa 140 000 Menschenleben gefordert hat, warum liegt dann die Gesamtsterblichkeit für 2020 unterhalb jener von 4 der vorangegangenen 5 Jahre? Wie ist es möglich, dass es so viele COVID-19-Todesfälle gibt, obwohl die Gesamtsterblichkeit so niedrig bleibt? Auch hier die Antwort: Ganz offensichtlich hat man Todesfälle aus anderen Ursachen der COVID-19-Statistik zugerechnet.

Wenn das Virus wirklich so tödlich ist, warum wurde dann die Zahl der Fälle und Todesfälle künstlich in die Höhe getrieben? Warum ist es notwendig, die Öffentlichkeit zu belügen? Gab es vielleicht einen tieferen Beweggrund für die Pandemie?

Sind bei einer echten Pandemie fehlerhafte Virusmodelle, manipulierte Testergebnisse, 80 Prozent falsch positive Resultate, unzutreffende Nachrichten, inszenierte Krankenhausüberlastungen und manipulierte Totenscheine vonnöten? Eine echte Pandemie würde ohne Fake News auskommen, damit wir die Gefahr erkennen und gewarnt sind. Die Tatsachen sprächen in einem solchen Fall für sich.

Wenn die Regierung Millionen von Kleinbetrieben schließt, aber keine Staatsangestellten entlässt, hat das nichts mit Gesundheit zu tun. Wenn Zahnärzte, Chiropraktiker, Psychologen und andere medizinische Fachkräfte nicht mehr praktizieren dürfen, aber Abtreibungskliniken als systemrelevant gelten, geht es nicht um Ihre Gesundheit. Wenn medizinische Behandlungen wie Krebsvorsorgeuntersuchungen, Chemotherapie, Hüftprothesen und Prostataoperationen als unnötig erachtet werden, während die Krankenhäuser wegen fehlender COVID-19-Patienten nur zur Hälfte ausgelastet sind, geht es mit Sicherheit nicht um Ihre Gesundheit. Wenn man Sie zwingt, sich in Ihrem Zuhause zu isolieren und Sonnenlicht und frischer Luft fernzubleiben, wenn Sie daran gehindert werden, in Parks und an den Strand zu gehen, Sie aber (zumindest in den USA) das Haus verlassen dürfen, um Alkohol und Marihuana einzukaufen, geht es 100-prozentig nicht um Ihre Gesundheit. Man hat uns im großen Stil belogen.

Die ganze Pandemie war ein aufgelegter Riesenschwindel, und wir alle waren die Opfer. Vielen Menschen hätten Hydroxychloroquin, Vitamin D und andere bereits verfügbare Behandlungen helfen können, doch der Zugang zu diesen Behandlungen wurde ihnen verwehrt oder man redete sie ihnen aus. Das hat zu vielen vermeidbaren Todesfällen geführt. Es macht mich zornig und sollte auch Sie zornig machen, dass wir so manipuliert und belogen wurden, dass

Geschäfte zusperren mussten und Millionen Menschen arbeitslos wurden – und das alles nur, um eine Bande von Milliardären und deren Erfüllungsgehilfen noch reicher zu machen. Viele Leute, die dem Staat, den Gesundheitsbehörden und den Medien blind vertraut haben, waren sich dieser Tatsachen nicht bewusst. Der Zweck dieses Buches ist es, ihnen allen die Augen zu öffnen. Teilen Sie diese Informationen bitte auch möglichst vielen anderen mit, damit wir uns nicht wieder auf diesen katastrophalen Weg führen lassen, wenn die nächste sogenannte Pandemie ausbricht.

Wenn Sie über all das ebenso entsetzt sind wie ich, dann rezensieren Sie das vorliegende Buch doch nach Möglichkeit auf Amazon und geben Sie es an Ihre Freunde und Ihre Familie weiter. Lassen Sie uns diesen Wahnsinn beenden – und dafür sorgen, dass er sich nicht wiederholt.

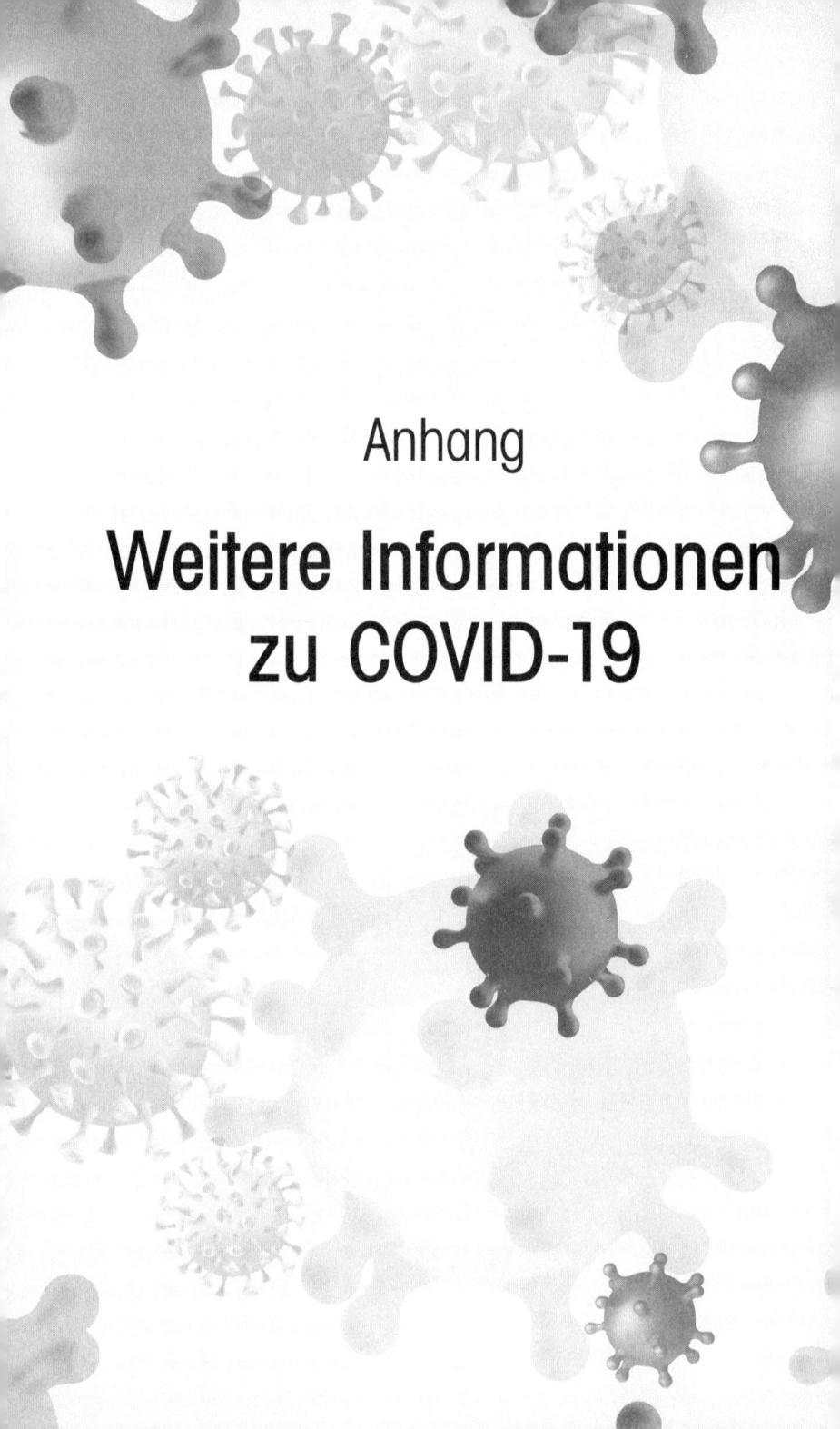

Anhang

Weitere Informationen zu COVID-19

Es folgen Weblinks zu Artikeln und Videos in englischer Sprache, die in dieser deutschen Version durch deutschsprachige Beiträge ergänzt wurden. Alle Weblinks im gesamten Anhang einschließlich der Endnoten sind zum Zeitpunkt der Drucklegung aufgerufen worden und vorhanden gewesen.

➤ **Plandemie: Eine Virologie-Expertin meldet sich zu Wort.**

Ein von YouTube gesperrtes Video ist jetzt hier verfügbar: *www.brighteon.com/91f524b4-656f-4c46-bab5-01dea4ac1cf1.*

➤ **Das Coronavirus könnte schwächer werden und von selbst aussterben.**

www.dailymail.co.uk/news/article-8444151/amp/ Coronavirus-withered-aggressive-tiger-wild-cat-Italian-scientist-claims.html?__twitter_impression=true.

➤ **CDC bestätigt auffällig niedrige Coronavirus-Todesrate. Wo bleiben die Medienberichte?**

www.theblaze.com/op-ed/horowitz-the-cdc-confirms-remarkably-low-coronavirus-death-rate-where-is-the-media.

➤ **Warum sind ältere Menschen unverhältnismäßig stark von COVID-19 betroffen?**

www.aging-us.com/article/103344/text.

➤ Pandemie-Berichterstattung: Irren sich die Medien?

www.organicconsumers.org/blog/
pandemic-reporting-media-getting-it-wrong.

➤ AstraZeneca beginnt mit der Herstellung eines COVID-19-Impfstoffs vor Abschluss der klinischen Tests – und schließt einen Vertrag mit von Bill Gates unterstützten Gesundheitsorganisationen.

www.marketwatch.com/amp/story/guid/B390F8B8-A70D-11EA-
*9237-EF7B9133097E?cx_testId=3&cx_testVariant=cx_2&cx_*
artPos=6&__twitter_impression=true.

➤ Die Todesfallstatistiken für COVID-19 liegen absolut daneben!

www.medpagetoday.com/infectiousdisease/covid19/
*86967?xid=nl_mpt_DHE_2020-06-10&eun=g1301936d0r&utm_*
*source=Sailthru&utm_medium=email&utm_*
campaign=Daily%20Headlines%20Top%20Cat%20HeC%20%20
2020-06-10&utm_term=NL_Daily_DHE_dual-gmail-definitio.

➤ YouTube sperrt Mercola-Videos.

articles.mercola.com/sites/articles/archive/2020/06/17/
*banned-youtube-mercola-videos.aspx?cid_source=dnl&cid_*
medium=email&cid_content=art1ReadMore&cid=
20200617Z1&et_cid=DM567253&et_rid=896079971.

➤ **Gates-Beraterin kündigt wegen COVID-19-Immunitätspässen.**

https://biohackinfo.com/news-elizabeth-renieris-id2020-coronavirus-bill-gates-digital-certificate/?fbclid=IwAR04Cer6ybh6 fkUn3A08nKzuccYtAeCBYgSPwGUxaAbj-OfGAU7Cw0n3kFg.

➤ **COVID-19-Zwangsimpfungen für Erwachsene und Kinder geplant.**

www.nejm.org/doi/full/10.1056/NEJMp2020926?query=TOC.

➤ **Coronavirus-Experte: Amerikaner werden »mehrere Jahre« Masken tragen müssen.**

www.foxnews.com/us/coronavirus-expert-says-americans-will-be-wearing-masks-for-several-years.

➤ **81 Prozent der Teilnehmer an COVID-19-Impfstofftest leiden unter Nebenwirkungen.**

thevaccinereaction.org/2020/07/81-percent-of-clinical-trial-volunteers-suffer-reactions-to-cansino-biologics-covid-19-vaccine-that-uses-hek293-human-fetal-cell-lines.

➤ **COVID-19 kommt aus dem Labor.**

www.independentsciencenews.org/health/the-case-is-building-that-covid-19-had-a-lab-origin.

➤ **Maskierte Wissenschaft:**
Schützen Masken uns vor COVID-19?

articles.mercola.com/sites/articles/archive/2020/07/15/
*do-masks-protect-you-from-covid-19.aspx?cid_source=dnl&cid_*
medium=email&cid_content=art2ReadMore&cid=20200715Z1.

➤ **So entstand ein falsches Hydroxychloroquin-Narrativ.**

articles.mercola.com/sites/articles/archive/2020/07/15/
*hydroxychloroquine-for-coronavirus.aspx?cid_source=dnl&cid_*
medium=email&cid_content=art1ReadMore&cid=20200715Z1.

➤ **Firma »Trust Stamp« führt neues Impfdaten-**
und Zahlungssystem in Afrika ein.

www.mintpressnews.com/africa-trust-stamp-covid-19-vaccine-
record-payment-system/269346/.

➤ **Rätselhaft: 57 Fischer wurden positiv auf Coronavirus**
getestet, obwohl sie 35 Tage auf See verbrachten und
vor ihrer Abfahrt negativ getestet wurden.

www.dailymail.co.uk/news/article-8520485/Mystery-57-
Argentine-fishermen-test-positive-coronavirus-35-days-sea.html.

➤ **Schlüssige Beweise: Masken verhindern die**
Virusausbreitung nicht.

https://articles.mercola.com/sites/articles/archive/2020/06/19/
do-face-masks-help-against-coronavirus.aspx

➤ **UNO lässt Troll-Armee los, um Gegenstimmen zum**
Schweigen zu bringen.

https://articles.mercola.com/sites/articles/archive/2020/07/21/
un-unleashes-army-of-trolls-to-shut-down-opposition.aspx

Quellenhinweise aus dem deutschsprachigen Bereich

➡ *www.ärzte-für-aufklärung.de.*

➡ Olaf Arndt: *olaf.bbm.de* (u.a.: »Nurökonomie« vom 17.8.2020, »Diffuse Angst – ein politisches Nervengift« vom 15.7.2020).

➡ Dr. Karina Reiß und Dr. Sucharit Bhakdi: *www.fuldaerzeitung.de/fulda/coronavirus-debatte-thesen-sucharit-bhakdi-karina-reiss-maskenpflicht-mundschutz-kritik-90028917.html* (ein Interview vom 23.8.2020).

➡ Dr. Sucharit Bhakdi: *www.youtube.com/watch?v=la2_qj-MTFE&feature=youtu.be&app=desktop* (ein Interview mit Dave Brych vom 25.6.2020).

➡ Dr. Karina Reiß und Dr. Suchrit Bhakdi: *Corona Fehlalarm? Zahlen, Daten und Hintergründe,* Goldegg Verlag, Wien, 2020.

➡ *www.rubikon.news* (aktuelle Berichterstattung)

➡ Dr. Wolfgang Wodarg: *www.wodarg.com* (Beiträge verschiedener Experten zu allen Aspekten von COVID-19).

➡ Dr. Vera Zykla-Menhorn: *www.aerzteblatt.de/archiv/36509/SARS-Hysterie.*

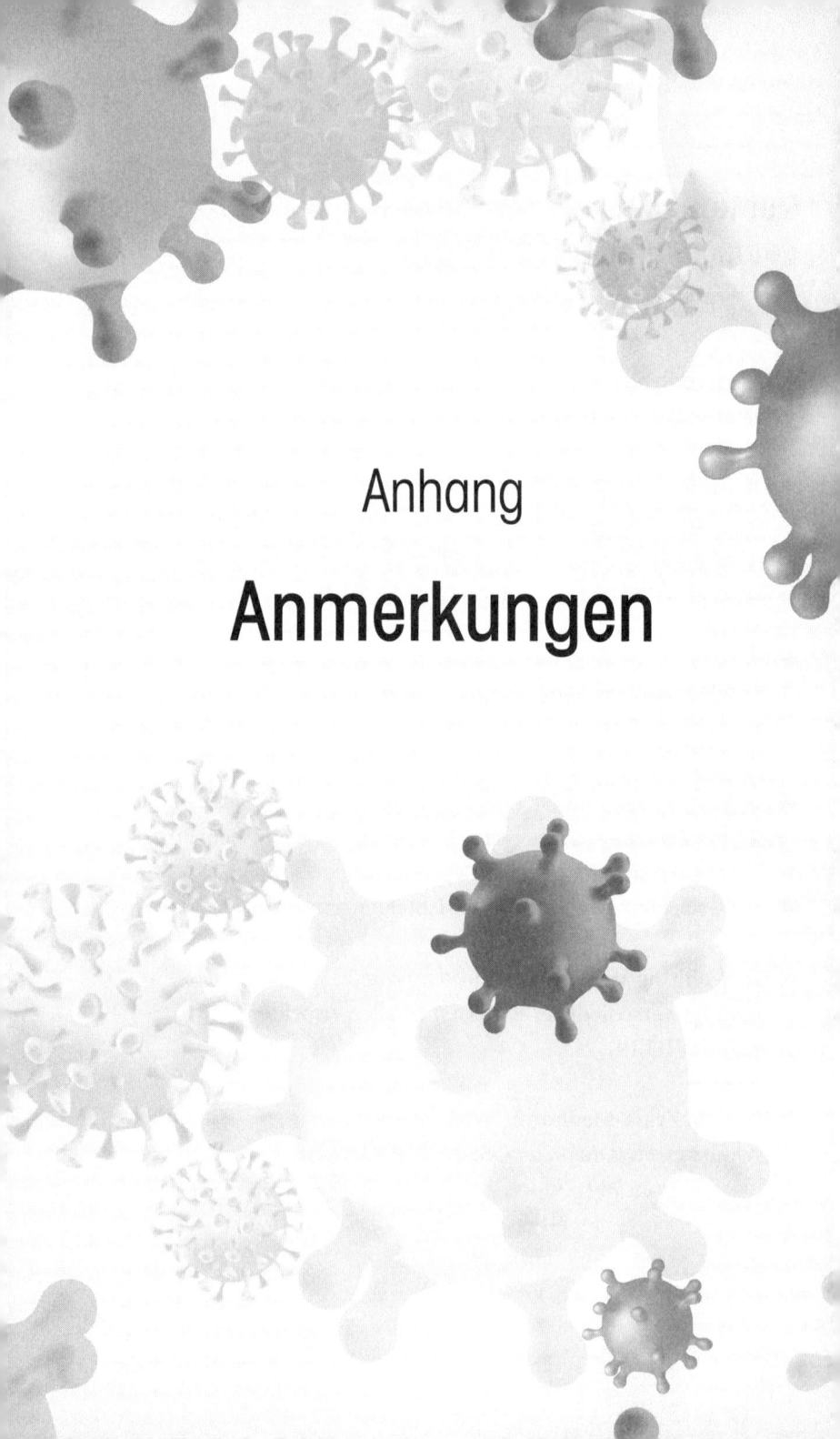

Anhang

Anmerkungen

Kapitel 2 – Die Herkunft von COVID-19

1   World Health Organization: »Q & A on coronaviruses
    (COVID-19)« in: *WHO*, 17. April 2020, *www.who.int/
    emergencies/diseases/novel-coronavirus-2019/question-and-
    answers-hub/q-a-detail/q-a-coronaviruses*.

2   Adam, D.: »Modelers Struggle to Predict the Future of the
    COVID-19 Pandemic« in: *The Scientist*, 12. März 2020;
    *www.the-scientist.com/news-opinion/modelers-struggle-to-
    predict-the-future-of-the-covid-19-pandemic-67261*.

3   Ferguson, N. M., Laydon, D., Nedjati-Gilani, G., u. a.:
    »Report 9: Impact of non-pharmaceutical interventions (NPIs)
    to reduce COVID-19 mortality and healthcare demand« in:
    Imperial College COVID-19 Response Team, 16. März 2020;
    *www.imperial.ac.uk/media/imperial-college/medicine/
    sph/ide/gida-fellowships/Imperial-College-COVID19-NPI-
    modelling-16-03-2020.pdf*.

4   Saplakoglu, Y.: »How will the coronavirus outbreak end?« in:
    Live Science, 27. Februar 2020;
    www.livescience.com/coronavirus-outbreak-end.html.

5   Wikipedia: »COVID-19 pandemic cases« in:
    Wikipedia; en.wikipedia.org/wiki/COVID-19_pandemic_cases.

Kapitel 3 – Das Coronavirus

1   Banerjee, A., u. a.: »Bats and coronaviruses« in:
    Viruses, 2019, 11:41.

2   Lau, S. K., u. a.: »Ecoepidemiology and complete genome
    comparison of different strains of severe acute respiratory
    syndrome-related Rhinolophus bat coronavirus in China reveal
    bats as a reservoir for acute, self-limiting infection that allows
    recombination events« in: *Journal of Virology*, 2010,
    84:2808–2819.

3   Zumla, A., u. a.: »Middle East respiratory syndrome« in: *Lancet,* 2015, 386:995–1007.

4   Corman, V. M. u. a.: »Link of a ubiquitous human coronavirus to dromedary camels« in: *Proceedings of the National Academy of Sciences of the United States of America,* 2016, 201604472, DOI: 10.1073/pnas.1604472113.

5   Sample, I.: »Revealed: 100 safety breaches at UK labs handling potentially deadly diseases« in: *The Guardian,* 4. Dezember 2014; *www.theguardian.com/science/2014/dec/04/-sp-100-safety-breaches-uk-labs-potentially-deadly-diseases.*

6   Vestin, N.: »Federal report discloses incidents in high-containment labs« in: *University of Minnesota/CIDRAP,* 1. Juli 2016; *www.cidrap.umn.edu/news-perspective/2016/07/ federal-report-discloses-incidents-high-containment-labs.*

7   Shoham, D. (Dr., Lt. Col. (res.)): »China and Viruses: The Case of Dr. Xiangguo Qiu« in: *BESA (The Begin-Sadat Center for Strategic Studies),* 29. Januar 2020; *besacenter.org/perspectives-papers/china-biological-warfare.*

8   Panetta, G.: »US officials were reportedly concerned that safety breaches at a Wuhan lab studying coronaviruses in bats could cause a pandemic« in: *Business Insider,* 14. April 2020; *archive.is/tokgj.*

9   WION: »China's ›bat woman‹ Shi Zhengli goes missing« in: *WION,* 6. Mai 2020; *www.wionews.com/world/ chinas-bat-woman-shi-zhengli-goes-missing-297076.*

10 Sanger, D. E.: »Pompeo ties coronavirus to China lab, despite spy agencies' Uncertainty« in: *New York Times,* 3. Mai 2020.

11 Myers, S. L.: »China spins tale that the US army started the coronavirus epidemic« in: *The New York Times,* 13. März 2020.

12 Pinghui, Z.: »Chinese laboratory that first shared coronavirus genome with world ordered to closed for ›rectification‹, hindering its Covid-19 research« in: *South China Morning Post*, 28. Februar 2020; *www.scmp.com/news/china/society/article/3052966/chinese-laboratory-first-shared-coronavirus-genome-world-ordered.*

13 Ben Cost, B.: »Dr. Fauci endorses Tinder hookups 'if you're willing to take a risk'« in: *New York Post*, 15. April 2020; *nypost. com/2020/04/15/fauci-endorses-tinder-hookups-with-a-caveat.*

14 Tanne, J. H.: »Royalty payments to staff researchers cause new NIH troubles« in: *NCBI*, 22. Januar 2005; *www.ncbi.nlm.nih.gov/pmc/articles/PMC545012.*

15 Guterl, F.: »Dr. Fauci Backed Controversial Wuhan Lab with U.S. Dollars for Risky Coronavirus Research« in: *Newsweek*, 28. April 2020; *www.newsweek.com/dr-fauci-backed-controversial-wuhan-lab-millions-us-dollars-risky-coronavirus-research-1500741.*

Kapitel 4 – Angst und Schrecken

1 Manson, J.: »Natural health sites blame Google ›censorship‹ for plummeting web traffic« in: *Natural Products Global.com*, 16. Juli 2019; *www.naturalproductsglobal.com/featured/natural-health-sites-blame-google-censorship-for-plummeting-web-traffic.*

2 Lieberman, A.: »UN enlists 10,000 digital volunteers to fight COVID-19 misinformation« in: *devex*, 2. Juli 2020; *https://www.devex.com/news/un-enlists-10-000-digital-volunteers-to-fight-covid-19-misinformation-97615#. XwSSFB1ro20.twitter.*

3 Fadel, L., Stone, W., Anderson, M., Benincasa, R.: »As Hospitals Lose Revenue, More Than A Million Health Care Workers Lose Jobs« in: *NPR*, 8. Mai 2020; *www.npr.org/2020/05/08/852435761/as-hospitals-lose-revenue-thousands-of-health-care-workers-face-furloughs-layoff.*

4   Klompas, M., u. a. »Universal Masking in Hospitals in the
    Covid-19 Era« in: *New England Journal of Medicine*, 2020,
    382:e63; DOI: 10.1056/NEJMp2006372.

5   Rancourt, D. G.: »Masks Don't Work: a Review of Science
    Relevant to Covid-19 Social Policy« in: *viXra.org*, 5. Juni 2020;
    vixra.org/abs/2006.0044.

6   Ben-Israel, I.: »The end of exponential growth: The decline in
    the spread of coronavirus« in: *The Times of Israel*, 19. April
    2020; *www.timesofisrael.com/the-end-of-exponential-growth-
    the-decline-in-the-spread-of-coronavirus.*

7   NVSS: »Guidance for Certifying Deaths Due to Coronavirus
    Disease 2019 (COVID-19)« in: *cdc.gov*, April 2020;
    www.cdc.gov/nchs/data/nvss/vsrg/vsrg03-508.pdf.

8   Lott, J. R. (Jr.): »The US is Dramatically Overcounting
    Coronavirus Deaths« in: *Townhall*, 16. Mai 2020;
    *townhall.com/columnists/johnrlottjr/2020/05/16/the-us-is-
    dramatically-overcounting-coronavirus-deaths-n2568925.*

9   Lott, J. R. (Jr.): »UPDATE: US data on Coronavirus deaths
    exaggerating the number of deaths?: US Hospitals Paid More
    for labeling cause of death as Coronavirus, Doctors falsely
    labeling deaths« in: *crimeresearch.org/2020/05/cross-country-
    data-on-coronavirus-very-problematic-in-making-comparisons-
    us-hospitals-paid-more-for-labeling-cause-of-death-as-
    coronavirus/.*

10 Durden, T.: »Florida Labs Acknowledge ›Major Errors‹ After
    Reporting Positivity Rates Of 100%« in: *ZeroHedge*, 14. Juli
    2020;
    *www.zerohedge.com/geopolitical/several-florida-labs-report-
    positivity-rates-100?utm_source=feedburner&utm_
    medium=feed&utm_campaign=Feed%3A+zerohedge%2Ffeed+%
    28zero+hedge+-+on+a+long+enough+timeline%2C+the+surviva
    l+rate+for+everyone+drops+t.*

Kapitel 5 – Sind Medikamente und Impfungen die Lösung?

1 Trinity College Dublin: »Vitamin D determines severity in COVID-19 so government advice needs to change« in: *Newswise*, 12. Mai 2020; *www.newswise.com/coronavirus/ vitamin-d-determines-severity-in-covid-19-so-government-advice- needs-to-change/?article_id=731477&sc=dwhr&xy=10023815.*

2 Grant, W. B., Lahore, H., McDonnell, S. L., u. a.: »Evidence that Vitamin D Supplementation Could Reduce Risk of Influenza and COVID-19 Infections and Deaths« in: *Nutrients*, April 2020, 12(4):988; *pubmed.ncbi.nlm.nih.gov/32252338/.*

3 Cannell, J. J., Vieth, R., Umhau, J. C., u. a.: »Epidemic influenza and vitamin D« in: *Epidemiology and Infection*, 2006, 134:1129–1140.

4 D'Avolio, A. u. a.: »25-hydroxyvitamin D concentrations are lower in patients with positive PCR for SARS-CoV-2« in: *Nutrients*, 2020, 12:1359.

5 Ilie, P. C., u. a.: »The role of Vitamin D in the prevention of Coronavirus Disease 2019 infection and mortality« in: *Aging Clinical and Experimental Research*, 2020; *doi.org/ 10.1007/s40520-020-01570-8.*

6 *www.researchsquare.com/article/rs-21211/v1.*

7 Downing, D. MBBS, MRSB: »How we can fix this pandemic in a month« in: *Orthomolecular Medicine News Service*, 22. Juni 2020; *orthomolecular.activehosted.com/index.php?action=social& chash=b73ce398c39f506af761d2277d853a92.164&s=b5a4d78a62 acf8d7d34cf4c3d0c1905f.*

8 Carr, A. C.: »A new clinical trial to test high-dose vitamin C in patients with COVID-19« in: *Critical Care*, 7. April 2020, 24:133; *www.ncbi.nlm.nih.gov/pmc/articles/PMC7137406.*

9 te Velthuis, A. J. W., u. a.: »Zn2+ Inhibits Coronavirus and Arterivirus RNA Polymerase Activity *In Vitro* and Zinc Ionophores Block the Replication of These Viruses in Cell Culture« in: *PLOS Pathogens*, 4. November 2010; *journals.plos.org/ plospathogens/article?id=10.1371/journal.ppat.1001176.*

10 Molecular Hydrogen Institute: »COVID-19 Pathophysiology &
the Rationale for why Molecular Hydrogen is being clinically
investigated« auf: *YouTube*, 2. April 2020; *https://www.youtube.
com/watch?time_continue=19&v=-oh9Ztgjm4A&feature=emb_title*.

11 FOX 2 Detroit: »FBI raids Shelby Township's Allure Medical
Spa Thursday morning« in: *FOX 2 Detroit*, 23. April 2020;
*www.fox2detroit.com/news/fbi-raids-shelby-townships-allure-
medical-spa-thursday-morning*.

12 The Editorial Board: »World Health Coronavirus
Disinformation« in: *Wall Street Journal*, 5. April
2020; *www.wsj.com/articles/world-health-coronavirus-
disinformation-11586122093*.

13 Naftulin, J.: »WHO says there is no need for healthy people
to wear face masks, days after the CDC told all Americans to
cover their faces« in: *Business Insider*, 7. April 2020;
*www.businessinsider.com/who-no-need-for-healthy-people-to-
wear-face-masks-2020-4*.

14 Vincent, M. J., Bergeron, E., Benjannet. S., u. a.: »Chloroquine
is a potent inhibitor of SARS coronavirus infection and spread«
in: *Virology Journal*, 2005, 2:69; *www.ncbi.nlm.nih.gov/pmc/
articles/PMC1232869*.

15 Xue, J., Moyer, A., Peng, B., u. a.: »Chloroquine Is a Zinc
Ionophore« in: *PLOS ONE*, 2014, 9(10): e109180; *www.ncbi.nlm.
nih.gov/pmc/articles/PMC4182877/#:~:text=Zinc%20binding%20
compounds%2C%20especially%20zinc,been%20recently%20
realized%20%5B18%5D*.

16 Lamoureux, F., Zoubeidi, A.: »Dual inhibition of autophagy
and the AKT pathway in prostate cancer« in: *Autophagy*,
1. Juli 2013, 9(7):1119–1120; *www.ncbi.nlm.nih.gov/pmc/
articles/PMC3722327*.

17 Goldberg, S. B., Supko, J. G., Neal, J. W., u. a.:
»A Phase I Study of Erlotinib and Hydroxychloroquine in
Advanced Non-Small Cell Lung Cancer« in:
Journal of Thoracic Oncology, Okt. 2012, 7(10):1602–1608;
www.ncbi.nlm.nih.gov/pmc/articles/PMC3791327.

18 Gumbrecht, J., Foxx, M.: »Two coronavirus studies retracted
after questions emerge about data« in: *CNN.com*, 4. Juni 2020;
*www.cnn.com/2020/06/04/health/
retraction-coronavirus-studies-lancet-nejm/index.html.*

19 Henry Ford Health System: »Treatment with
Hydroxychloroquine Cut Death Rate Significantly in
COVID-19 Patients, Henry Ford Health System Study Shows«
in: *Henry Ford Health System*, 2. Juli 2020; *www.henryford.com/
news/2020/07/hydro-treatment-study.*

20 Million, M., u. a.: »Early treatment of COVID-19 patients with
hydroxychloroquine and azithromycin: A retrospective analysis
of 1061 cases in Marseille, France« in: *Travel Medicine and
Infectious Disease*, Mai-Juni 2020, 1010738; *doi.org/10.1016/
j.tmaid.2020.101738.*

21 Scholz, M., Derwand, R., Zelenko, V.: »COVID-19
Outpatients –Early Risk-Stratified Treatment with Zinc
Plus Low Dose Hydroxychloroquine and Azithromycin:
A Retrospective Case Series Study« in: *Preprints*, 2020,
2020070025; *www.preprints.org/
manuscript/202007.0025/v1.*

22 Cáceres, M.: »Volunteer Describes His Serious Reaction in
Moderna's mRNA COVID-19 Vaccine Trial« in: *The Vaccine
Reaction*, 30. Mai 2020; *thevaccinereaction.org/2020/05/
volunteer-describes-his-serious-reaction-in-modernas-mrna-
covid-19-vaccine-trial.*

23 Cáceres, M., Fisher, B. L.: »81 Percent of Clinical Trial
Volunteers Suffer Reactions to CanSino Biologics' COVID-19
Vaccine That Uses HEK293 Human Fetal Cell Lines« in:
The Vaccine Reaction, 6. Juli 2020; *thevaccinereaction.org/
2020/07/81-percent-of-clinical-trial-volunteers-suffer-reactions-*

to-cansino-biologics-covid-19-vaccine-that-uses-hek293-human-fetal-cell-lines.

24 Mercola, J. (Dr.): »Robert F. Kennedy, Jr. Explains Well-Known Hazards of Coronavirus Vaccines« in: *Mercola.com*, 31. Mai 2020; *articles.mercola.com/sites/articles/archive/2020/05/31/is-there-a-vaccine-for-coronavirus.aspx.*

25 Cáceres, M.: »COVID-19 Vaccine Will Likely Be Given Multiple Times, Perhaps Annually« in: *The Vaccine Reaction*, 7. Juni 2020; *https://thevaccinereaction.org/2020/06/covid-19-vaccine-will-likely-be-given-multiple-times-perhaps-annually/.*

26 Wang, Y., u. a.: »Remdesivir in adults with severe COVID-19: a randomised, double-blind, placebo-controlled, multicentre trial« in: *Lancet*, 2020, 395:1569–1578.

27 Grein, J., u. a.: »Compassionate use of remdesivir for patients with severe COVID-19« in: *The New England Journal of Medicine*, 2020, 382:2327–2336.

28 Beigel, J. H., u. a.: »Remdesivir for the treatment of COVID-19 – preliminary report« in: *The New England Journal of Medicine*, 2020; DOI: 10.1056/NEJMoa20077.

29 Moynihan, R., Macdonald, H., Bero, L., u. a.: »Commercial influence and covid-19« in: *British Medical Journal*, 2020, 369:m2456; *www.bmj.com/content/369/bmj.m2456.*

30 Ghosh, A.: »Govt ›reviewing‹ remdesivir use for Covid after hospitals report liver damage in patients« in: *ThePrint*, 3. Juli 2020; *theprint.in/health/govt-reviewing-remdesivir-use-for-covid-after-hospitals-report-liver-damage-in-patients/454169/?amp&__twitter_impression=true.*

31 Dubert, M., u. a.: »Case reports study of the first five COVID-19 patients treated with remdesivir in France« in: *International Journal of Infectious Diseases*, 2020, 98:290–293; *www.ijidonline.com/article/S1201-9712(20)30528-2/fulltext.*

Kapitel 6 – Wer steckt hinter der Pandemie?

1   Bürger, M.: »Bill Gates: Life won't go back to ›normal‹ until population ›widely vaccinated‹« in: *LifeSiteNews*, 6. April 2020; *www.lifesitenews.com/news/bill-gates-life-wont-go-back-to-normal-until-population-widely-vaccinated.*

2   MacMillan, R.: »NewsHour gets $ 3.5 million from Gates Foundation« in: *Reuters*, 1. Dezember 2008; *reuters.com/mediafile/2008/12/01/newshour-gets-35-million-from-gates-foundation.*

3   O. A.: »Market Shaping« in: *Gavi – The Vaccine Alliance*, ohne Datum; *www.gavi.org/our-alliance/market-shaping.*

4   Bill & Melinda Gates Foundation: »Private and Public Partners Unite to Combat 10 Neglected Tropical Diseases by 2020« in: *gatesfoundation.org*, ohne Datum; *www.gatesfoundation.org/media-center/press-releases/2012/01/private-and-public-partners-unite-to-combat-10-neglected-tropical-diseases-by-2020.*

5   Bill & Melinda Gates Foundation: »Coalition for Epidemic Preparedness Innovations« in: *www.gatesfoundation.org/How-We-Work/Quick-Links/Grants-Database/Grants/2017/11/OPP1180343.*

6   Bill & Melinda Gates Foundation: »Bill & Melinda Gates Foundation Expands Commitment to Global COVID-19 Response, Calls for International Collaboration to Protect People Everywhere from the Virus« in: *www.gatesfoundation.org/Media-Center/Press-Releases/2020/04/Gates-Foundation-Expands-Commitment-to-COVID-19-Response-Calls-for-International-Collaboration.*

7   World Health Organization: »Voluntary contributions by fund and by contributor, 2018« in: *who.int*, 9. Mai 2019; *www.who.int/about/finances-accountability/reports/A72_INF5-en.pdf.*

8   McNeil, D. G. (Jr.): »Candidate to Lead the W.H.O. Accused
    of Covering Up Epidemics« in: *New York Times*, 13. Mai 2017;
    archive.is/vgOWw.

9   Quinlan, G.: »COVID-19, Bill Gates and NJ Pharma – Is the
    Gates Foundation Self-Dealing?« in: *The Center for Garden
    State Families*, 29. April 2020; *www.gardenstatefamilies.org/post/
    covid-19-bill-gates-and-nj-pharma-is-the-gates-foundation-self-
    dealing*.

10 Well Being Trust und The Robert Graham Center: »The
    COVID Pandemic Could Lead to 75,000 Additional Deaths
    from Alcohol and Drug Misuse and Suicide« in: *Well Being
    Trust*, ohne Datum; *wellbeingtrust.org/areas-of-focus/policy-and-
    advocacy/reports/projected-deaths-of-despair-during-covid-19/*.

11 Collins, C., Ocampo, O., Paslaski, S.:
    »Billionaire Bonanza 2020: Wealth Windfalls, Tumbling Taxes,
    and Pandemic Profiteers« in: *Institute for Policy Studies*,
    ohne Datum; *ips-dc.org/billionaire-bonanza-2020*.

12 Inequality.org: »Updates: Billionaire Wealth, U.S. Jobs Losses
    and Pandemic Profiteers« in: *Inequality.org*, 6. August 2020;
    inequality.org/billionaire-bonanza-2020-updates.

13 Johnson & Johnson: »Johnson & Johnson Announces a Lead
    Vaccine Candidate for COVID-19; Landmark New Partnership
    with U.S. Department of Health & Human Services; and
    Commitment to Supply One Billion Vaccines Worldwide for
    Emergency Pandemic Use« in: *Johnson & Johnson*, 30. März
    2020; *www.jnj.com/johnson-johnson-announces-a-lead-vaccine-
    candidate-for-covid-19-landmark-new-partnership-with-u-s-
    department-of-health-human-services-and-commitment-to-supply-
    one-billion-vaccines-worldwide-for-emergency-pandemic-use*.

14 Branswell, H.: »Vaccine experts say Moderna didn't produce
    data critical to assessing Covid-19 vaccine« in: *STAT*, 19.
    Mai 2020; *www.statnews.com/2020/05/19/vaccine-experts-say-*

moderna-didnt-produce-data-critical-to-assessing-covid-19-vaccine.

15 Tognini, G.: »These Healthcare Billionaires Have Gotten Richer Off the Coronavirus Pandemic« in: *Forbes*, ohne Datum; *www.forbes.com/sites/giacomotognini/2020/05/04/these-healthcare-billionaires-have-gotten-richer-off-the-coronavirus-pandemic/#18e6ea8461ba.*

16 Speights, K.: »Is It Too Late to Buy Moderna Stock?« in: *The Motley Fool*, 28. Juni 2020, *www.fool.com/investing/2020/06/28/is-it-too-late-to-buy-moderna-stock.aspx.*

17 Owusu, T.: »Bank of America Says Gilead's Remdesivir Offers ›Little Lasting‹ Profit Upside«, *The Street*, 24. Februar 2020, *https://www.thestreet.com/investing/gileads-remdesivir-bank-of-america-cautious* (aufgerufen: August 2020).

18 O. A.: »COVID-19 Drug Remdesivir Could Cost Up to $3,120 Per Patient, Maker Says« in: *Drugs.com*, 29. Juni 2020; *www.drugs.com/news/covid-19-remdesivir-could-cost-up-3-120-per-patient-maker-says-91171.html?utm_source=ddc&utm_medium=email&utm_campaign=Daily+Mednews+-+June+30%2C+2020&utm_content=COVID-19+Drug+Remdesivir+Could+Cost+Up+to+%243%2C120+Per+Patient%2C+Maker+Says.*

19 O. A.: »The Real Story of Remdesivir« in: *Public Citizen*, 7. Mai 2020; *www.citizen.org/article/the-real-story-of-remdesivir.*

20 O. A. (nature biotechnology): »Research not fit to print« in: *Nature*, 5. Februar 2016; *www.nature.com/articles/nbt.3488.*

21 Garde, D.: »Ego, ambition, and turmoil: Inside one of biotech's most secretive startups« in: *STAT*, 13. September 2016; *www.statnews.com/2016/09/13/moderna-therapeutics-biotech-mrna.*

22 Wikipedia: »Theranos« in: *Wikipedia*; *en.wikipedia.org/wiki/Theranos.*

Kapitel 7 – Wie gefährlich ist COVID-19 wirklich?

1 Li, R. u. a.: »Substantial undocumented infection facilitates the rapid dissemination of novel coronavirus (SARS-CoV2)« in: *Science*, 2020; eabb3221.

2 Centers for Disease Control and Prevention: »Estimated Influenza Illnesses, Medical visits, Hospitalizations, and Deaths in the United States – 2018–2019 influenza season« in: *cdc.gov*, ohne Datum, *www.cdc.gov/flu/about/burden/2018-2019. html#:~:text=Conclusion,2012%E2%80%932013%20 influenza%20season1.*

3 Centers for Disease Control and Prevention: »2019-2020 U.S. Flu Season: Preliminary Burden Estimates« in: *cdc.gov*, ohne Datum; *www.cdc.gov/flu/about/burden/preliminary-in-season-estimates.htm.*

4 O. A.: »›The lockdown is causing so many deaths‹. Dr Malcolm Kendrick on the disastrous response to Covid-19« in: *spiked*, 26. Juni 2020; *www.spiked-online.com/2020/06/26/the-lockdown-is-causing-so-many-deaths.*

5 CDC COVID-19 Response Team: »Severe Outcomes Among Patients with Coronavirus Disease 2019 (COVID-19) – United States, February 12–March 16, 2020« in: *cdc.gov*, 27. März 2020; *www.cdc.gov/mmwr/volumes/69/wr/mm6912e2.htm?s_cid=mm6912e2_w.*

6 Claus, P.: »Up to 300 Million People May Be Infected by Covid-19, Stanford Guru John Ioannidis Says« in: *GreekReporter USA*, 27. Juni 2020; *usa.greekreporter.com/2020/06/27/up-to-300-million-people-may-be-infected-by-covid-19-stanford-guru-john-ioannidis-says.*

7 O. A.: »The COVID-19 Nursing Home Massacre« in: *MimicNews*, 16. Juni 2020; *mimicnews.com/the-covid-19-nursing-home-massacre.*

8   O. A.: »›The lockdown is causing so many deaths‹. Dr Malcolm Kendrick on the disastrous response to Covid-19« in: *spiked*, 26. Juni 2020; *www.spiked-online.com/2020/06/26/ the-lockdown-is-causing-so-many-deaths.*

9   Woods, T.: »Dr. Steven Shapiro, chief medical and scientific officer ...« in: *mailchi.mp/tomwoods*, ohne Datum; *mailchi.mp/tomwoods/upmc?e=6d5eb520c3.*

10 OffG: »STUDIES: 60% of people naturally RESISTANT to SARS-COV2« in: *OffGuardian*, 12. Juni 2020; *off-guardian.org/2020/06/12/study-80-of-people-naturally-resistant-to-coronavirus/.*

11 Nelde, A., Bilich, T., Heitmann, J. S., u. a.: »SARS-CoV-2 T-cell epitopes define heterologous and COVID-19-induced T-cell recognition« in: *Research Square*, 16. Juni 2020; *www.researchsquare.com/article/rs-35331/v1.*

12 Leslie, M.: »T cells found in COVID-19 patients 'bode well' for long-term immunity« in: *Science*, 14. Mai 2020; *www.sciencemag.org/news/2020/05/t-cells-found-covid-19-patients-bode-well-long-term-immunity.*

13 Le Bert, N., Tan, A. T., Kunasegaran, K., u. a.: »Different pattern of pre-existing SARS-COV-2 specific T cell immunity in SARS-recovered and uninfected individuals« in: *bioRxiv*, 27. Mai 2020; *www.biorxiv.org/ content/10.1101/2020.05.26.115832v1.full.pdf.*

14 Grifoni, A., Weiskopf, D., Ramirez, S. I., u. a.: »Targets of T Cell Responses to SARS-CoV-2 Coronavirus in Humans with COVID-19 Disease and Unexposed Individuals« in: *Cell*, 2020, Vol. 181, 7:1489–1501; *www.cell.com/cell/fulltext/S0092-8674(20)30610-3#.XtUNRAVlzFA.twitter.*

15 Centers for Disease Control and Prevention: »Test for Past Infection« in: *cdc.gov*, 20. Juni 2020; *www.cdc.gov/ coronavirus/2019-ncov/testing/serology-overview.html.*

Kapitel 8 – Eine Desinformationskampagne

1   Li, R., u. a.: »Substantial undocumented infection facilitates the rapid dissemination of novel coronavirus (SARS-CoV2)« in: *Science*, 2020; eabb3221.

2   Feuer, W., Higgins-Dunn, N.: »Asymptomatic spread of coronavirus is ›very rare‹, WHO says« in: *CNBC*, 8. Juni 2020; *www.cnbc.com/2020/06/08/asymptomatic-coronavirus-patients-arent-spreading-new-infections-who-says.html*.

3   *en.wikipedia.org/wiki/Institute_for_Health_Metrics_and_Evaluation*.

4   Chalmers, V.: »UK's two-metre rule is based on little evidence, leading scientists say amid mounting calls on government to drop the measure« in: *Daily Mail Online*, 16. Juni 2020; *www.dailymail.co.uk/news/article-8425671/Two-metre-rule-NO-basis-science-leading-scientists-say-amid-calls-drop-measure.html*.

5   Higgins-Dunn, N., Breuninger, K.: »Cuomo says it's ›shocking‹ most new coronavirus hospitalizations are people who had been staying home« in: *CNBC*, 6. Mai 2020; *www.cnbc.com/2020/05/06/ny-gov-cuomo-says-its-shocking-most-new-coronavirus-hospitalizations-are-people-staying-home.html*.

6   Hobday, R. A., Cason, J. W.: »The open-air treatment of pandemic influenza« in: *American Journal of Public Health*, 2009, 99, Suppl. 2, S236–S242.

7   Cook, G. C.: »Early use of ›open-air‹ treatment for ›pulmonary phthisis‹ at the Dreadnought Hospital, Greenwich, 1900–1905« in: *Postgraduate Medical Journal*, 1999, 75:326–327.

8   O. A.: »Influenza at the Camp Brooks Open Air Hospital« in: *Journal of the American Medical Association*, 23.11.1918, 71:1746–1747.

9   Hill, L. E.: »The defence of the respiratory membrane against influenza, etc.« in: *British Medical Journal*, 1919, 1:238–240.

10 O. A.: »Weapons against influenza« in:
    American Journal of Public Health, 1918, 8:787–788.

11 Brooks, W. A.: »The open air treatment of influenza« in:
    American Journal of Public Health, 1918, 8:746–750.

12 Sagripanti J.-L., Lytle C. D.: »Inactivation of influenza virus
    by solar radiation« in: *Photochemistry and Photobiology*, 2007,
    83:1278–1282.

13 Sagripanti, J.-L., Lytle, C.D.: »Estimated inactivation of
    coronaviruses by solar radiation with special reference to
    COVID-19« in: *Photochemistry and Photobiology*, 5. Juni 2020,
    10.1111/php.13293; DOI: 10.1111/php.13293.

14 Groth, L.: »This One Thing Can Kill Coronavirus in
    34 Minutes, New Study Shows« in: *Eat This, Not That!*,
    24. Juni 2020; *www.eatthis.com/coronavirus-sun-protection*.

15 Coronavirus numbers for the United States in:
    Worldometer, täglich aktualisiert;
    https://www.worldometers.info/coronavirus/country/us/

16 Gilder, G.: »An Egregious Statistical Horror Story« in: *American
    Institute for Economic Research*, 24. April 2020; *www.aier.
    org/article/an-egregious-statistical-horror-story-suffused-with-
    incense-and-lugubrious-accents/?fbclid=IwAR1NJlw4fINXTw__
    Ki8lrXajCVTYvl4FIlnURVAzHo-EldUCzYLH9egKs5Q*.

Bildnachweise

Adobestock.com:
© ecco (Seite 4, 11, 13, 14, 21, 22, 28, 37, 38, 47, 48, 52, 54, 66, 72, 75, 76, 78, 88, 92, 93, 94, 98, 110, 124, 134, 137, 138, 140, 144, 159, 160); © Lauritta (Seite 4, 6, 14, 22, 38, 52, 76, 94, 110, 124, 138, 144); © JHDT Productions (Seite 10); © denisismagilov (Seite 12); © Seventyfour (Seize 28); © Gernot Krautberger (Seite 34); © visivasnc (Seite 42); © SFIO CRACHO (Seite 48); © Jo Panuwat D (Seite 58); © ricka_kinamoto (Seite 66); © felipecaparros (Seite 72); © Kzenon (Seite 78); © Nmedia (Seite 82); © Bernard Chantal (Seite 88); © bluedesign (Seite 92); © Chinnapong (Seite 98); © alex-pin (Seite 102); © contrastwerkstatt (Seite 106); © eldarnurkovic (Seite 114); © raisondtre (Seite 116); © bilderstoeckchen (Seite 120); © tatoman (Seite 126); © ra2 studio (Seite 128); © zimmytws (Seite 130); © netsay (Seite 132); © nito (Seite 134)

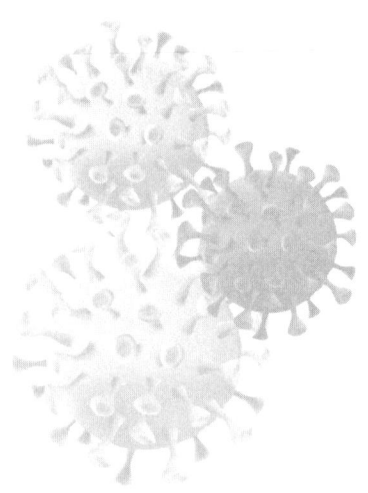